胃炎的成因

——内镜诊断的历史与未来

[日] 寺尾秀一 著　　　　[日] 九嶋亮治 病理审核

徐美东　陈涛　张黎　主审　　徐勤伟　胡晓　张惠晶　主译

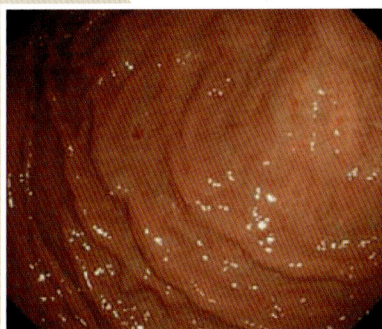

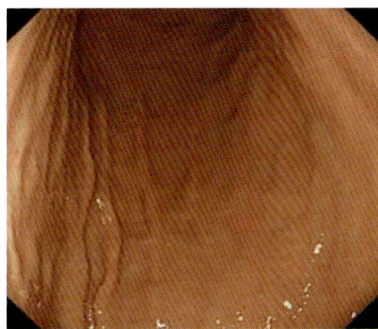

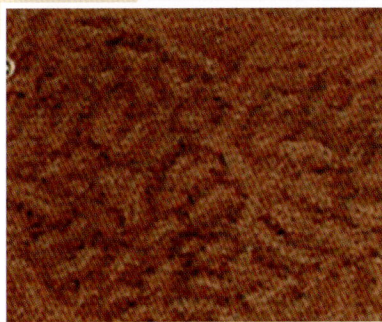

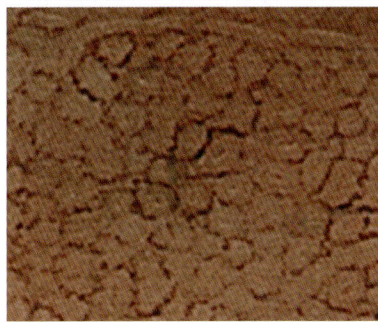

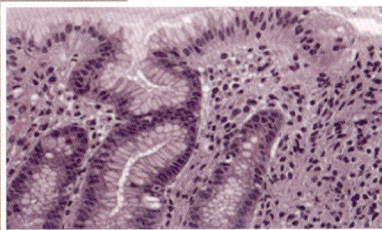

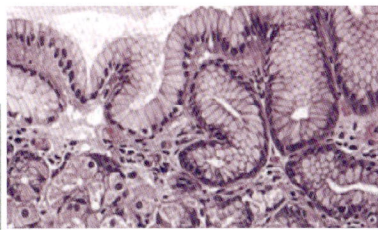

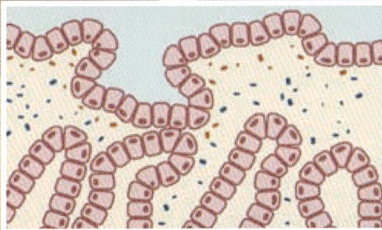

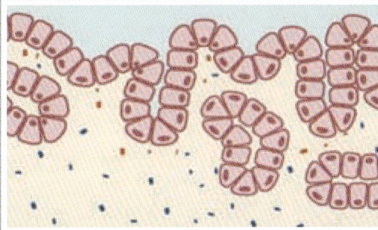

北方联合出版传媒（集团）股份有限公司

辽宁科学技术出版社

© 2025 辽宁科学技术出版社。

著作权合同登记号：第06-2024-106号。

图书在版编目（CIP）数据

胃炎的成因：内镜诊断的历史与未来 /（日）寺尾秀一 著；徐勤伟, 胡晓, 张惠晶主译. -- 沈阳：辽宁科学技术出版社, 2025. 5. -- ISBN 978-7-5591-4102-6

Ⅰ. R573.304

中国国家版本馆CIP数据核字第2025NX8377号

出版发行：辽宁科学技术出版社
　　　　　（地址：沈阳市和平区十一纬路25号　邮编：110003）
印 刷 者：辽宁新华印务有限公司
经 销 者：各地新华书店
幅面尺寸：210mm×285mm
印　　张：9
字　　数：200 千字
出版时间：2025 年 5 月第 1 版
印刷时间：2025 年 5 月第 1 次印刷
责任编辑：卢山秀
封面设计：袁　舒
版式设计：袁　舒
责任校对：闻　洋
特约校对：游　梅

书　　号：ISBN 978-7-5591-4102-6
定　　价：168.00 元

联系电话：024-23284367
E-mail：lkbjlsx@163.com

胃与肠辽宁科技出版社
内镜工作室

前言

寺尾秀一　加古川中央市民病院消化器内科

"内镜怎么能查出幽门螺杆菌呢？！"这大概是20世纪90年代末我常听到的质疑。包括我在内的这一代许多人，都深受幽门螺杆菌（Hp）的影响。这种细菌是在1979年首次被鉴定出来的。那时我还是学生，被告知慢性胃炎是"随年龄增长自然而然"的现象。日本当时是胃癌高发国家，对胃癌的基础——萎缩性胃炎的研究有着悠久的历史。毕业后，我们这一代医生开始使用内镜进行诊断，遵循着传统方法来识别胃炎。20世纪90年代，随着Hp研究的不断进展，胃炎的诊断方法也开始发生变化。在这个过程中，一些内镜医生开始尝试用肉眼来识别Hp感染，他们相信这是可能的。然而，当时普遍的看法是，组织学上的胃炎与内镜下观察到的胃炎并不完全相同。最初的质疑正是这种观点的体现。为什么会有这样的认识差异呢？简单来说，是因为当时还没有充分认识到"发红"现象的重要性。可能直到21世纪初，医学界才开始逐渐认识到这一点。通过区分哪些症状是由Hp引起的炎症，哪些不是，内镜诊断Hp感染逐渐变得可行，这种认识也开始普及。我们这一代医生经历了胃炎诊断方法的转型期，可以说我们不仅面临了挑战，也成功地应对了这些挑战。

时至今日，Hp的内镜诊断技术已经相当成熟。因此，在本书中，专注于讨论那些常见的误区，并采用问答形式进行了深入的分析。对于自身免疫性胃炎和非幽门螺杆菌胃炎（NHPH）等新出现疾病，我不仅将其纳入讨论，还特别强调了要提供全面的概述，以帮助读者获得清晰的认识。因此，不同章节的内容可能会有所侧重，造成一定的不平衡。

本书名为《胃炎的成因——内镜诊断的历史与未来》，这一命名是经过深思熟虑的。在胃炎的研究中，我们经常看到一些被广泛接受的"典型症状"或标准图像，但有时实际表现与典型图像之间并不相符。虽然这种方式有助于信息的传播，但胃炎实际上包含了多种多样的变化。笔者认为，深入理解胃炎的成因至关重要。因此，本书力求结合病理观察来详细阐述。为什么这种胃炎会在内镜下呈现出特定的图像？通过这样的探究，我们可以更好地应对各种不同的变化。这不仅是从20世纪90年代至今的"过去"的重要经验，而且这种基于成因的思考方式，对于识别那些最近才开始受到关注的疾病，甚至是未来可能出现的未知病状也是至关重要的。这些考量构成了本书命名的基础。

建议读者朋友们首先尝试解答第1章的11个问题。在参考第2章的"答案与解析"之前，最好先独立思考并尝试构建自己的答案。如果遇到回答错误的问题，建议详细阅读第3章及之后的相关章节。通过这种方式，你会获得新的领悟。对于那些能够正确回答所有问题的读者，我向您致以敬意，但我同样相信，本书一定能为你的知识体系带来新的提升。尽管最后两个问题涉及肿瘤，但我还是希望读者再按照胃炎的思路，考虑背景黏膜的状况。

对于正文中没有完全展开的内容，我将其分解为9个独立章节进行了补充说明。尽管这些内容中包含了一些我个人的经历和思考，可能显得有些主观，但在撰写本书的过程中，我始终围绕"历史"与"未来"这两个核心主题进行展开。

我有幸请到了九嶋亮治先生作为本书病理审核的顾问，他很愉快地接受了我的邀请。他不仅耐心审阅了我那些不够精细的照片，还提供了许多宝贵的意见。在这个过程中，我自己也获得了重要的启发。可以说，如果没有九嶋先生的鼎力相助，这本书是不可能完成的。我对此表示深深的谢意。

同时，本书的构思最初是由CBR公司提出的。我要特别感谢的是，从策划阶段到出版的整个过程中，公司顾问获原足穗先生以及负责策划和编辑协调工作的已退休的木内文章先生，他们投入了大量的精力和努力。我向两位表达我深深的感激之情。

2023年9月

致谢

在撰写本书的过程中，我得到了众多人士的大力支持和慷慨帮助。特别感谢加古川中央市民医院病理诊断科的今井幸弘先生，他不仅在日常工作中为我提供了消化系统病理诊断方面的宝贵建议和支持，还特别针对第10和第11个问题给出了直接的建议。同时，我也要向病理部门的临床检验技师们表达我的感谢，尽管他们工作繁忙，但仍然不遗余力地为我准备了样本并进行了额外的染色工作。

我也要向我的同事铃木志保先生和西泽昭彦先生表达我的谢意，他们审阅了第1章中的所有问题，并协助我进行了必要的补充和修订。此外，我还要感谢总务部宣传小组的广山美都里女士和宫园法子女士，她们根据我手写的草图理解了我的意图，并绘制了精美的插图。

我还要特别感谢朝日大学综合医学科学讲座的八木信明教授，他在我撰写"外传1"中关于"弥漫性发红——漫长的认知过程"的部分时，提供了宝贵的建议和鼓励。

可以说，没有这些杰出人士的支持和帮助，本书是不可能完成的。在此，我再次向所有给予我帮助的人表示衷心的感谢和崇高的敬意。

关于病理审核

九嶋亮治　滋贺医科大学医学部病理学讲座

不论病理医生的专业水平如何，在日常病理诊断工作中，消化道标本所占的比重都相当大。需要对炎症性病变进行定性诊断的情况也在逐渐增多。然而，在日本的消化道病理诊断实践中，通常更侧重于区分癌症和非癌症。在胃和大肠的活检诊断中，传统上采用分组（Group）分类法，如果确定是非肿瘤性病变，很多报告往往只标注为Group 1。

即使是我自己，20世纪80年代后期在服部隆则先生领导的专注于胃病组织发生实验研究的团队工作时，我的诊断报告中也通常只会写上"胃炎（Gastritis），Group 1"。我的导师甚至自嘲地告诉我说"胃炎不是病"。但是，正是在他的指导之下，我在不知不觉中学习并掌握了胃底腺细胞分化、假幽门腺化生和肠上皮化生等胃病理学的基础概念。

即使在20世纪80年代，国外首次在胃炎患者的胃黏膜中发现存在Hp，到了20世纪90年代初期，许多日本人仍然对其是否为病原体持怀疑态度。1995—1996年，我有幸在杜塞尔多夫大学留学，师从博查德（Borchard）教授。尽管他在国际上的知名度不高，但在德语区域，他作为斯托尔特（Stolte）教授的竞争对手而广受认可。除了对胃癌和布氏腺的研究外，我每天午餐后还会参加用德语进行的消化系统活组织检查的特训，博查德教授教导我们"胃炎可以分为A型、B型、C型以及其他类型"，并说"如果能够仅通过活检样本而不借助任何提示就识别出A型胃炎，那么你就算是学有所成了"。这段经历让我能够及时跟上当前自身免疫性胃炎的研究热潮，并最终与寺尾秀一教授相遇。

就在那个时候，一场关于胃炎的国际研讨会在休斯敦召开（唯一的日本参与者是渡边英伸先生）。*The Updated Sydney System*（USS）胃炎分类系统也出版了。我将USS的理念融入了自己的胃炎诊断工作中，并迅速在滋贺县一家医院的诊断表格中引入了视觉模拟量表的分级方法。这在京滋地区至少是一次前所未有的尝试。即使在我后来转职到对 *H. pylori*（Hp）胃炎不太关注的国立癌症中心中央医院后，我依然保持着对胃炎研究的浓厚兴趣并持续发表成果。

2014年，当我重返滋贺医科大学任教时，《京都胃炎分类》一书由日本医疗中心出版。由于我负责制作了中岛滋美先生的病理照片，因此我有幸被列为共同笔者之一，但除了我以外，笔者名单中并没有其他病理医生的名字。那些热衷于胃炎研究的内镜医生们，他们不仅自己拍摄病理照片，还自行解说，这让我感到有些孤单。

尽管我负责本书的病理审核工作，但《胃炎的成因——内镜诊断的历史与未来》中所有的病理照片实际上都是由寺尾秀一先生亲自拍摄的。我了解到，甚至活检样本的包埋方向也是由寺尾先生亲自指导临床检验技师完成的。这就解释了为什么书中不仅内镜照片质量高，病理照片也同样精美。市面上已经有一些书籍展示了胃内镜图像与病理组织学图像的对比，但专门针对"胃炎"的却寥寥无几。

通过本书，我们希望读者能够更深入地理解胃炎的成因，这种理解不仅仅局限于图像的对比，更是能够实际应用于胃炎的诊断中，这将是我们莫大的荣幸。

2023年9月

序1

在人类与消化系统疾病的百年博弈中，胃炎的诊疗范式正经历着从形态观察到组织特点乃至分子机制的跃迁。值此消化和内镜技术突破性发展之际，寺尾秀一教授集数十年研究之精粹的《胃炎的成因——内镜诊断的历史与未来》中文译本付梓问世，实乃我国消化病学界一大盛事。蒙徐勤伟、胡晓、张惠晶三位学界翘楚相邀执笔作序，既感荣幸亦怀敬畏——这既是对中日学术对话的薪火传承，更是对消化道疾病精准诊疗时代命题的深度回应。

寺尾秀一教授是日本消化内镜领域的资深专家，其研究聚焦于胃炎的内镜诊断与病理机制的深度关联性探索。他在本书中系统解构幽门螺杆菌（Hp）胃炎、自身免疫性胃炎（AIG）及非幽门螺杆菌胃炎（NHPH）的演进规律，构建了多维立体的胃炎认知体系。书中独创的"临床谜题–机制解析–表象溯源"三维论证模式，通过11个典型病例的递进式剖析，将胃黏膜从微观细胞事件到宏观形态变迁的动态轨迹尽收眼底。这种打破学科壁垒的叙事策略，既体现了作者对疾病本质的深刻洞见，更彰显了现代消化病学"见微知著"的学科特质。

本书的另一显著亮点在于内镜技术与病理学的深度融合。九嶋亮治教授作为病理审核专家，为书中内镜–病理对照图像提供了严谨的学术支持。本书通过大量内镜案例与组织病理对照，动态呈现了胃黏膜炎症的演变规律。这种"宏观–微观""内镜–病理"的双重视角，无疑是研究消化内镜学和消化病学的正确路径，对所有致力于消化内镜诊疗的医生而言具有重要的借鉴和学习价值。

本书的翻译出版得益于徐勤伟、胡晓、张惠晶三位教授深厚的专业功底与语言造诣。他们以"信达雅"为圭臬，在术语转换中构建起中日学术话语的精准桥梁，不仅精准传递了原著的学术思想，更使内容更加契合我国读者的语言习惯和临床实践需求。全书数百幅内镜和病理图像，均经过逐帧校勘与术语统一，这种对细节的严谨态度，使得译本不仅承载了丰富的知识，更传递了一种严谨的学术精神。

作为见证消化内镜从纤维光学时代迈入人工智能时代的从业者，我深切体会到本书的出版恰逢其时。《胃炎的成因——内镜诊断的历史与未来》既是一部学术专著，也是一本实用的临床工具书。无论初入消化内镜领域的医生，还是致力于胃炎机制研究的学者，均可从中获得有益的启示。寺尾教授和九嶋教授以"见微知著"的笔触，将胃黏膜的微观世界与宏观诊疗策略紧密相连，为同行铺就了一条全面认知胃炎的道路。

期待这部中日学术共铸的典范之作，能成为我国消化内镜医生案头常备的"导航图集"，引领更多同仁在胃黏膜的微观宇宙中探赜索隐，共同谱写人类征服消化系统疾病的新篇章。

徐美东

上海市东方医院（同济大学附属东方医院）副院长，消化内科、消化内镜中心主任

2025年2月于上海

吾辈初学早癌，往往从放大内镜入手，欲探究早癌之奥义。自IPCL、VS至pit pattern，我曾怀单纯之心，以为熟记诸般概念与分型，便能于早癌识别中游刃有余。然随学识之积累，方渐悟病变之识别，非徒纸上谈兵可得。临床之实践，提醒我等须回归白光内镜，勿过分依赖电子染色与放大内镜。而临床之病例，不若书中之规整，更似即兴之艺术，常出人意料之外。

随《京都胃炎分类》传入，授我等如何辨识Hp之感染，然书中之图例典型，现实之病例却常模棱两可。发红之多样——斑状、弥漫性、点状、地图样——使人于既往与现症感染间犹疑徘徊。于是我等始自学消化道病理，深究正常组织学之秘，力求内镜表现与切片解释相合。内镜所见，不过表象；病理之析，方为洞察之钥。

吾辈学艺，若欧阳锋逆练神功，错乱经脉，虽功力增进，但终因系统未立，每逢困惑，常迷惘不知所踪，求索不得其解。《胃炎的成因——内镜诊断的历史与未来》一书，为吾等指明方向，详述发红之类型、背景黏膜之判断，及自身免疫性胃炎、非Hp胃炎之判别。《京都胃炎分类》未尽之言，未透之理，难辨之是非，皆于此书中寻得答案。昔贤常言，察"炎"观色，才可预见端倪，循"炎"识癌，方能明察秋毫。今得此书，如获至宝，此辈读者终可依循正道，从头修炼。终得以正本清源，不致堕入迷雾。

人生在世，有人求答案，有人觅真相。一生实短，终日奔波，不过为碎银几两，然仍有人怀理想之光，追本溯源，或许无意义，然人生本无定意，又何需定意？所谓意义，不过是旅途中的一草一木，路途中的萍水相逢。而医者的意义，非止于治愈之病例，更在于病例背后一张张重焕生机之面容。

胡晓
2025年春于成都

目 录 Contents

第1章 问题

第2章 答案与解析

问 题

1）图像A是年轻时的　　　2）图像B是年轻时的

图像A

图像B

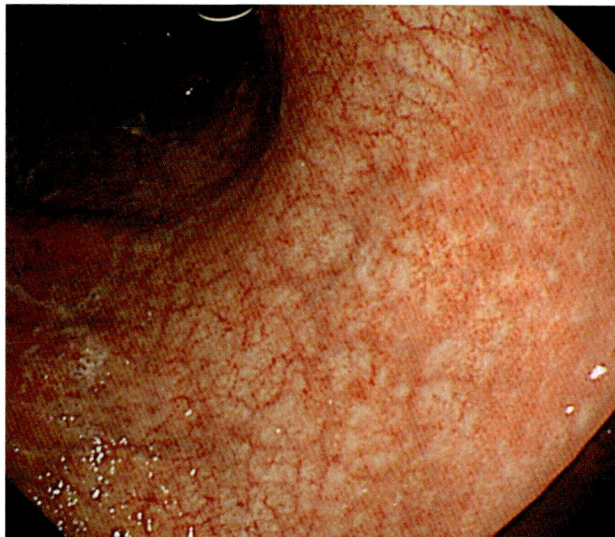

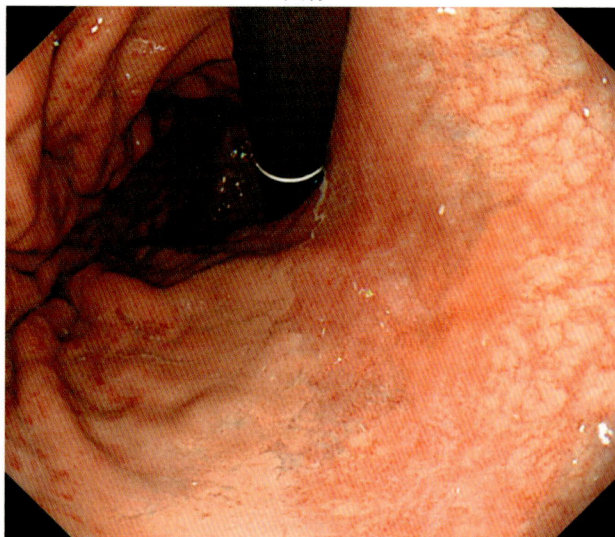

1）未感染Hp　　2）Hp现症感染　　3）Hp既往感染

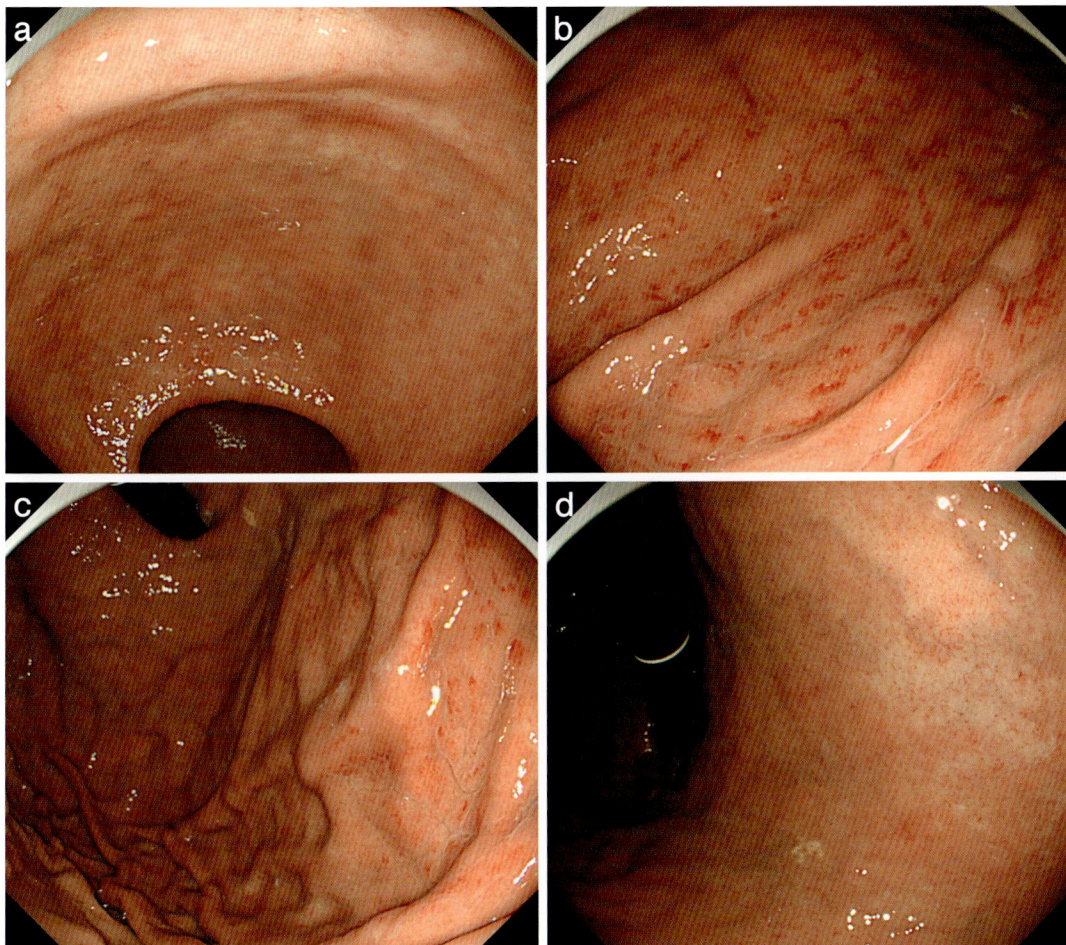

1）病例A　　2）病例B　　3）病例C

病例A

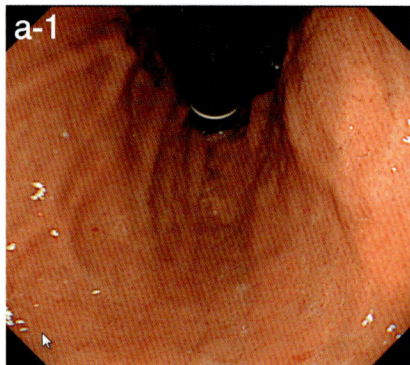

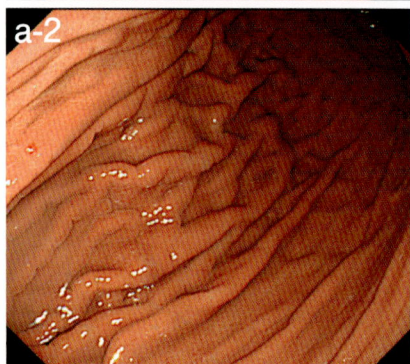

病例B

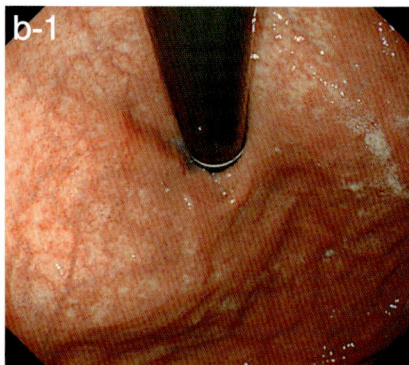

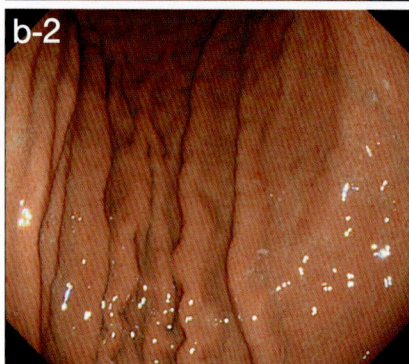

病例C

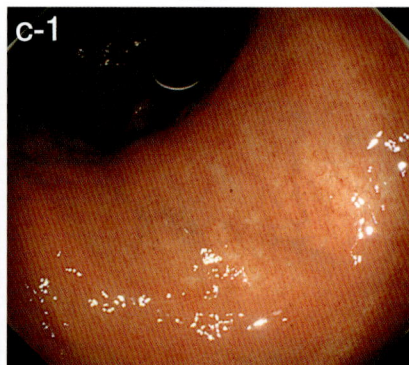

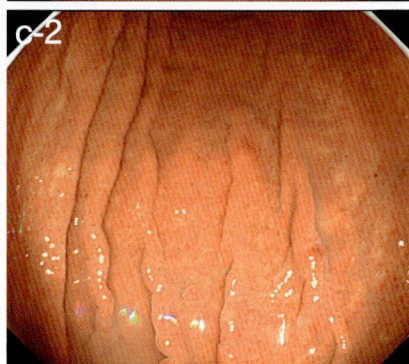

1）全部 2）A和B 3）A和C 4）B和C 5）仅A 6）仅B 7）仅C

A

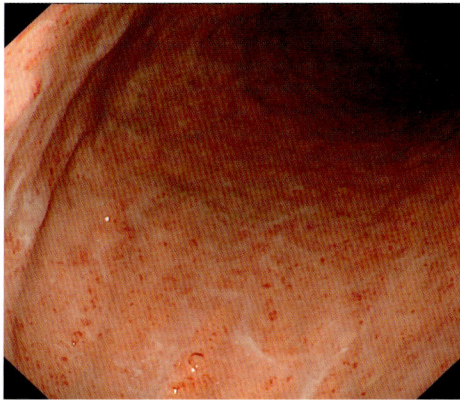

血清Hp IgG Ab：14IU/mL

B

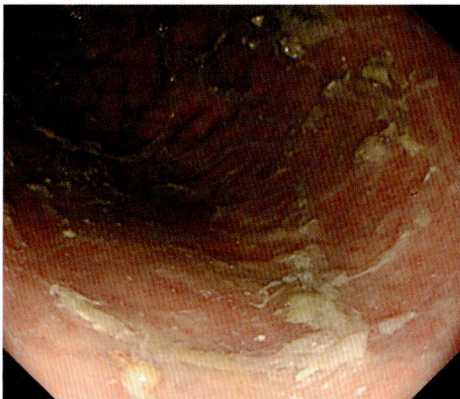

^{13}C–UBT 10.5‰

C

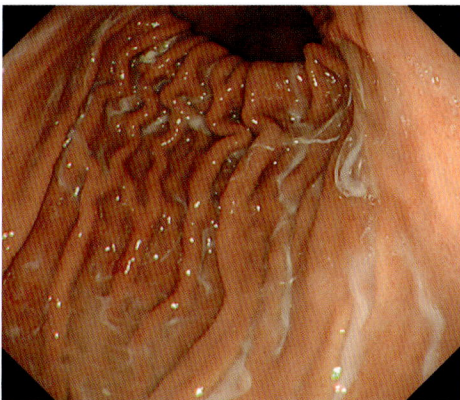

尿中Hp Ab阳性

1）"A和B""C和D"为同一病例

2）"A和C""B和D"为同一病例

3）"A和D""B和C"为同一病例

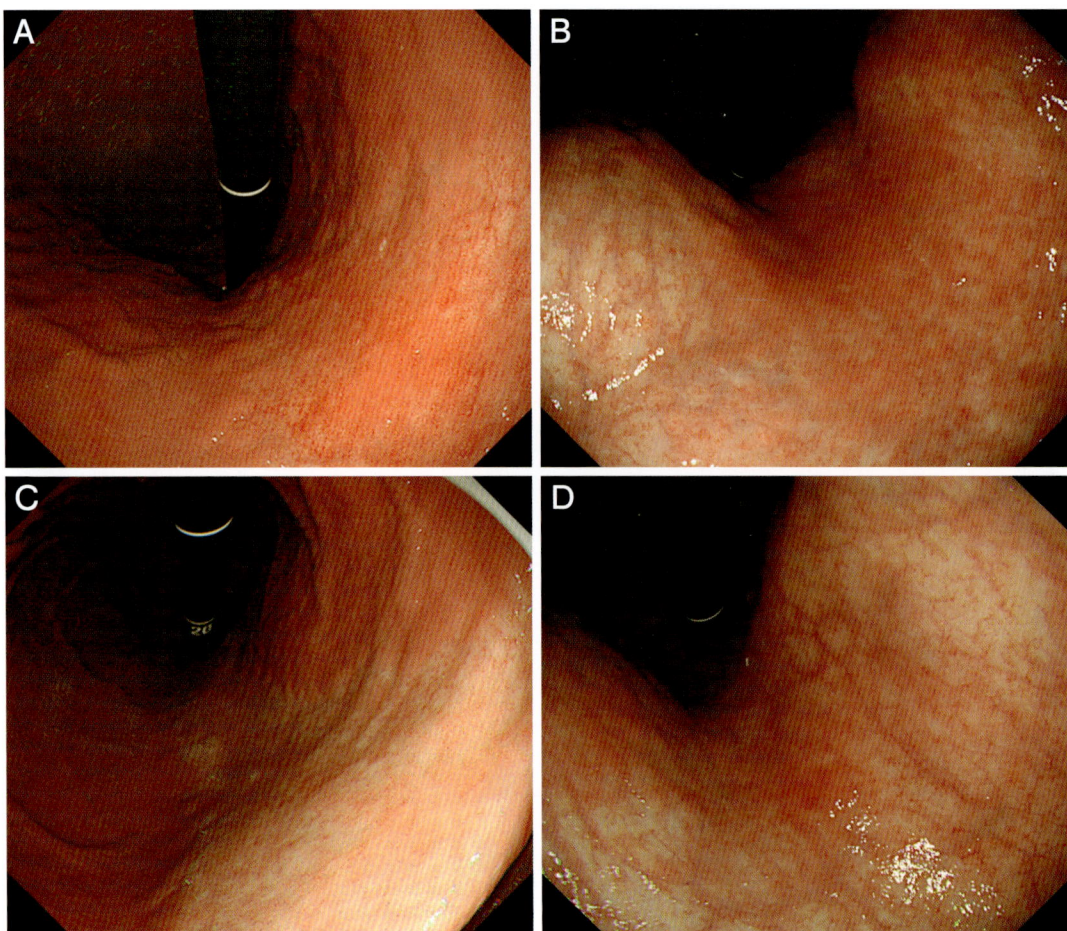

1）Hp未感染（正常胃）   2）Hp现症感染   3）Hp既往感染   4）自身免疫性胃炎（AIG）

5）Non-*Helicobacter pylori* Helicobacter（NHPH）胃炎

6）PPI相关性胃炎

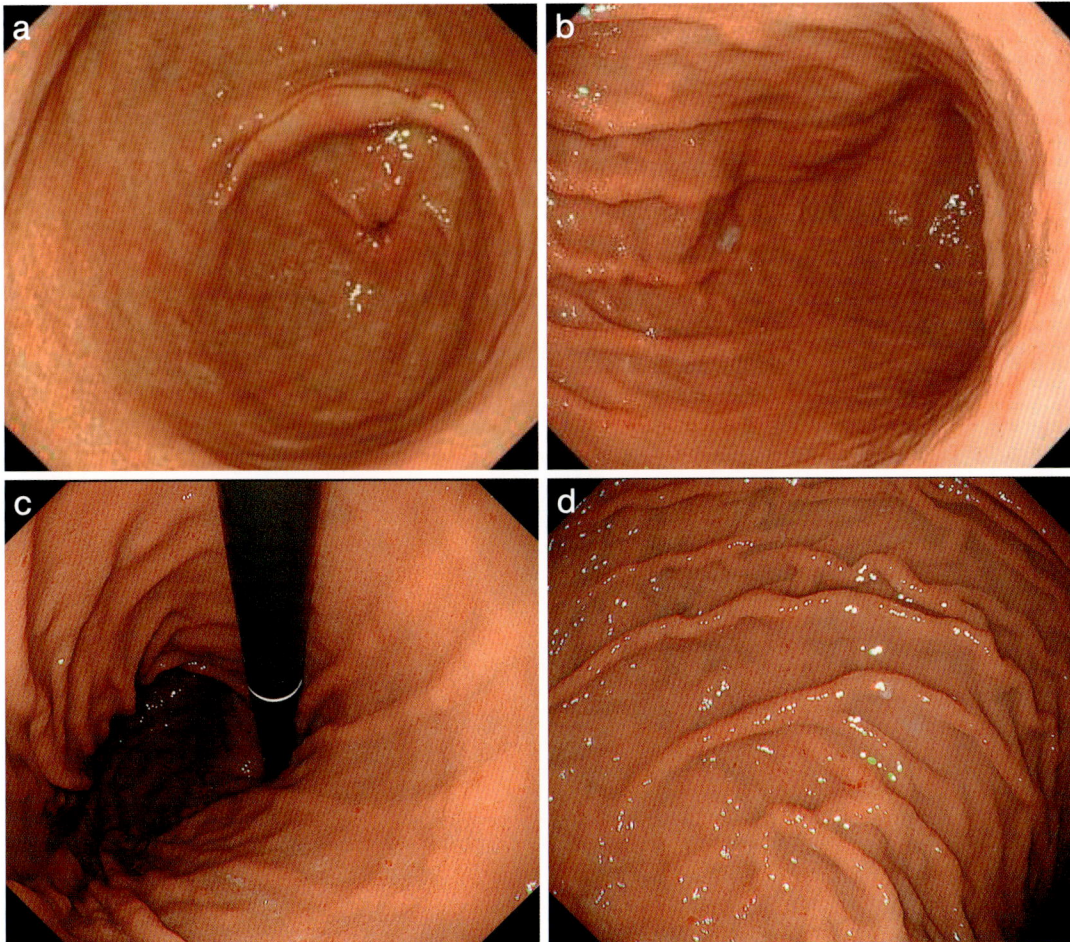

3例不同病理特征的胃体部NBI放大图像——哪个病例适合进行Hp除菌治疗?

1）仅病例A　2）仅病例B　3）仅病例C　4）病例A和B　5）病例B和C　6）病例A和C　7）全部

病例A

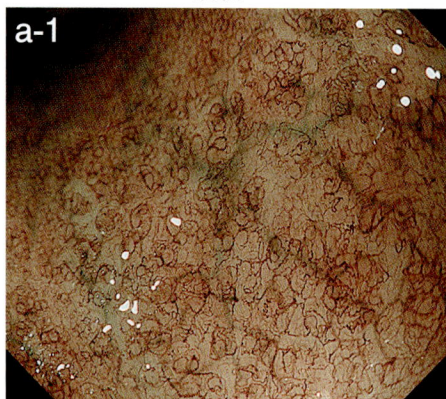

病例B

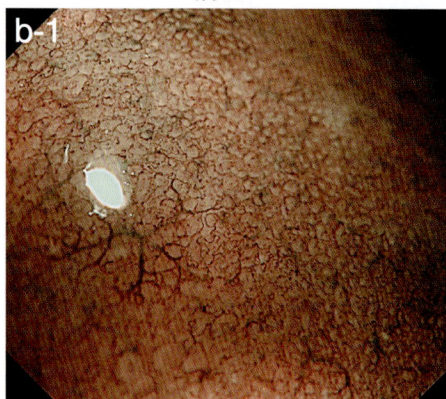

病例C

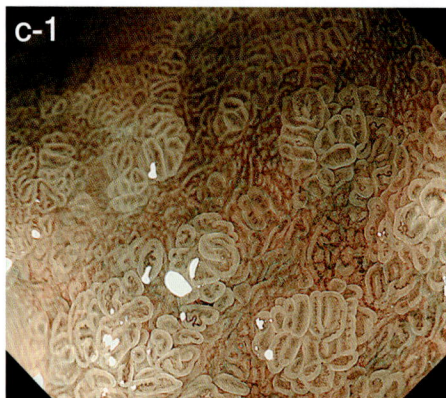

这里有3例具有不同病理特征的病例。除了下列信息外，没有其他已知的病史和检查数据。这3个病例均未接受过任何药物治疗，包括质子泵抑制剂（PPI），并且没有进行过Hp根除治疗。其中只有一个病例需要进行活检，是哪一个？请提供选择的理由。

1）病例A　　2）病例B　　3）病例C

病例A　　　　　　　　　　病例B　　　　　　　　　　病例C

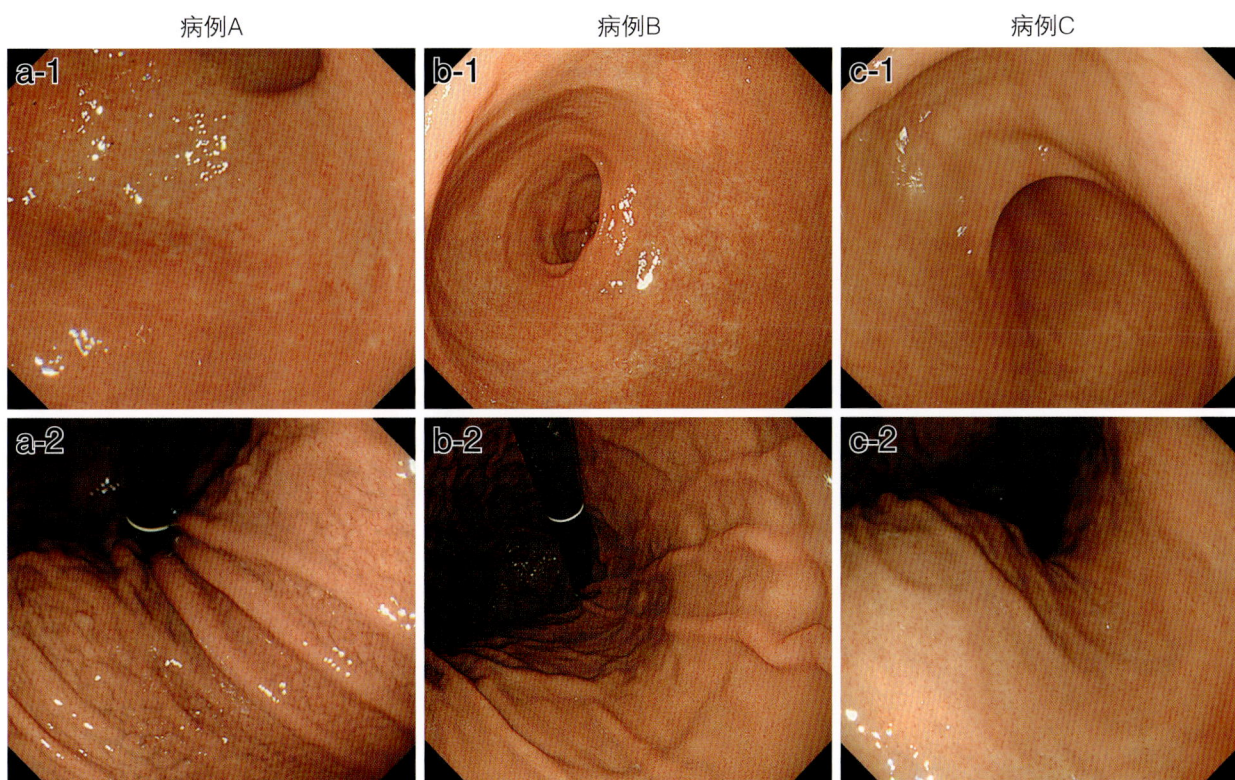

Hp IgG Ab < 3U/mL
^{13}C–UBT 0.1‰
Hp粪便抗原　阴性

Hp IgG Ab < 3U/mL
^{13}C–UBT 0.3‰

Hp IgG Ab < 3U/mL
（a–1、a–2转载自参考文献[6]，b–1转载自参考文献[7]的图7）

1）病例A　　2）病例B

病例A　20多岁男性

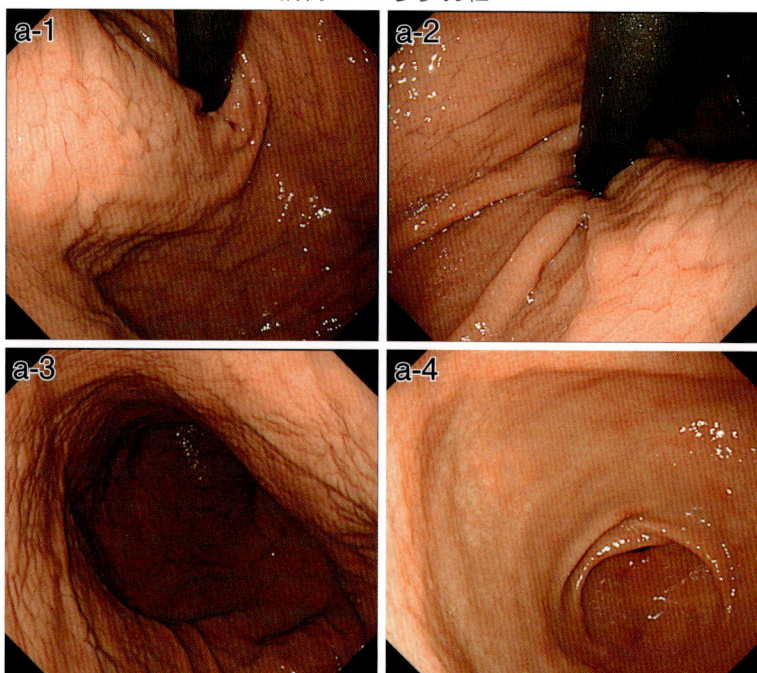

病例B　80多岁男性

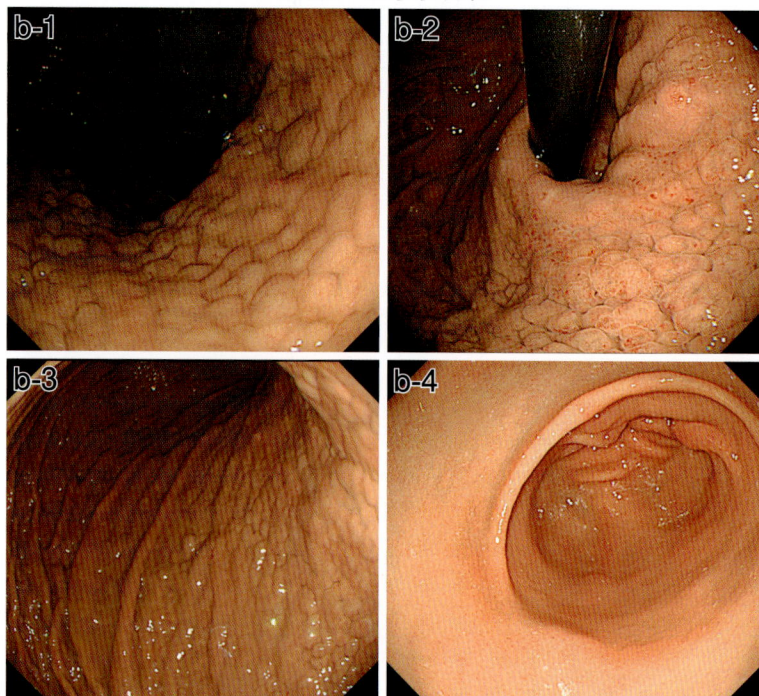

2例均为呈现红色调的隆起性肿瘤样病变。哪一例与背景黏膜的组织学图像正确匹配？

> 1）内镜A和组织C、内镜B和组织D为同一病例
>
> 2）内镜A和组织D、内镜B和组织C为同一病例

*附加问题：根据背景黏膜组织学图像，推测内镜下病例B的诊断名称是什么？

内镜A

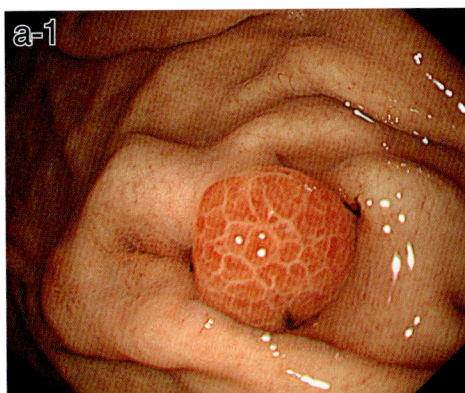

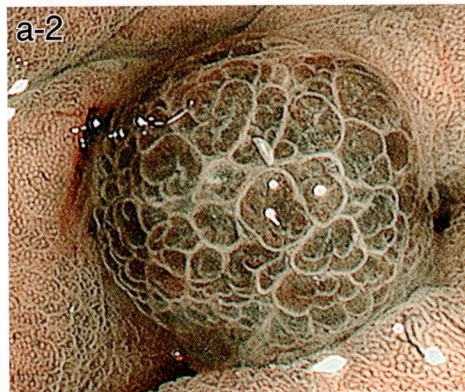

内镜B

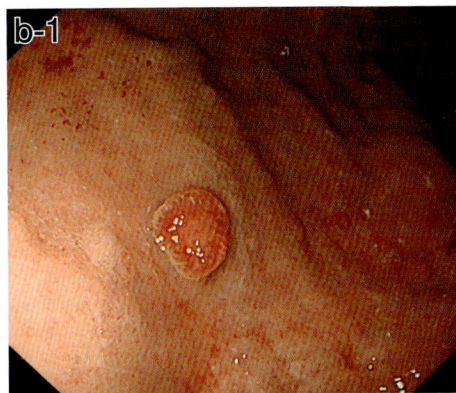

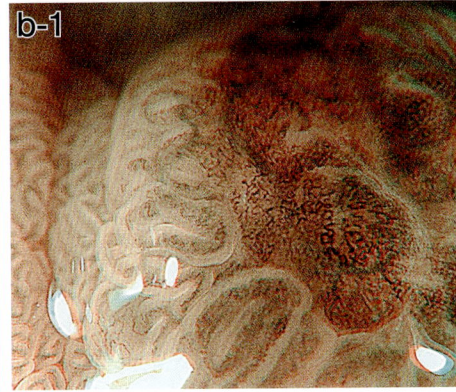

组织C

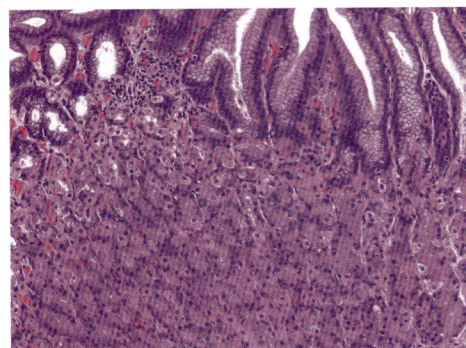

组织D

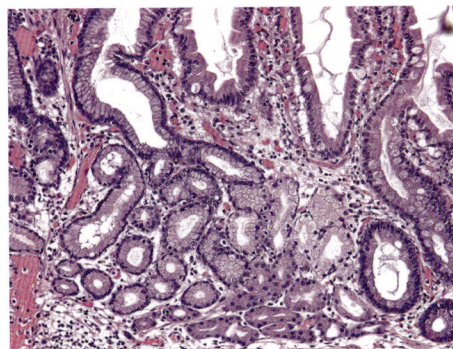

问题11　2例都是隆起性病变，隆起平缓，中心略微凹陷。哪一例与背景黏膜的组织学图像正确匹配？

1）内镜A和组织C、内镜B和组织D为同一病例

2）内镜A和组织D、内镜B和组织C为同一病例

*附加问题：根据背景黏膜组织学图像，推测内镜下病例A和病例B各自的诊断名称是什么？

内镜A

a-1

a-2

内镜B

b-1

b-2

组织C

组织D

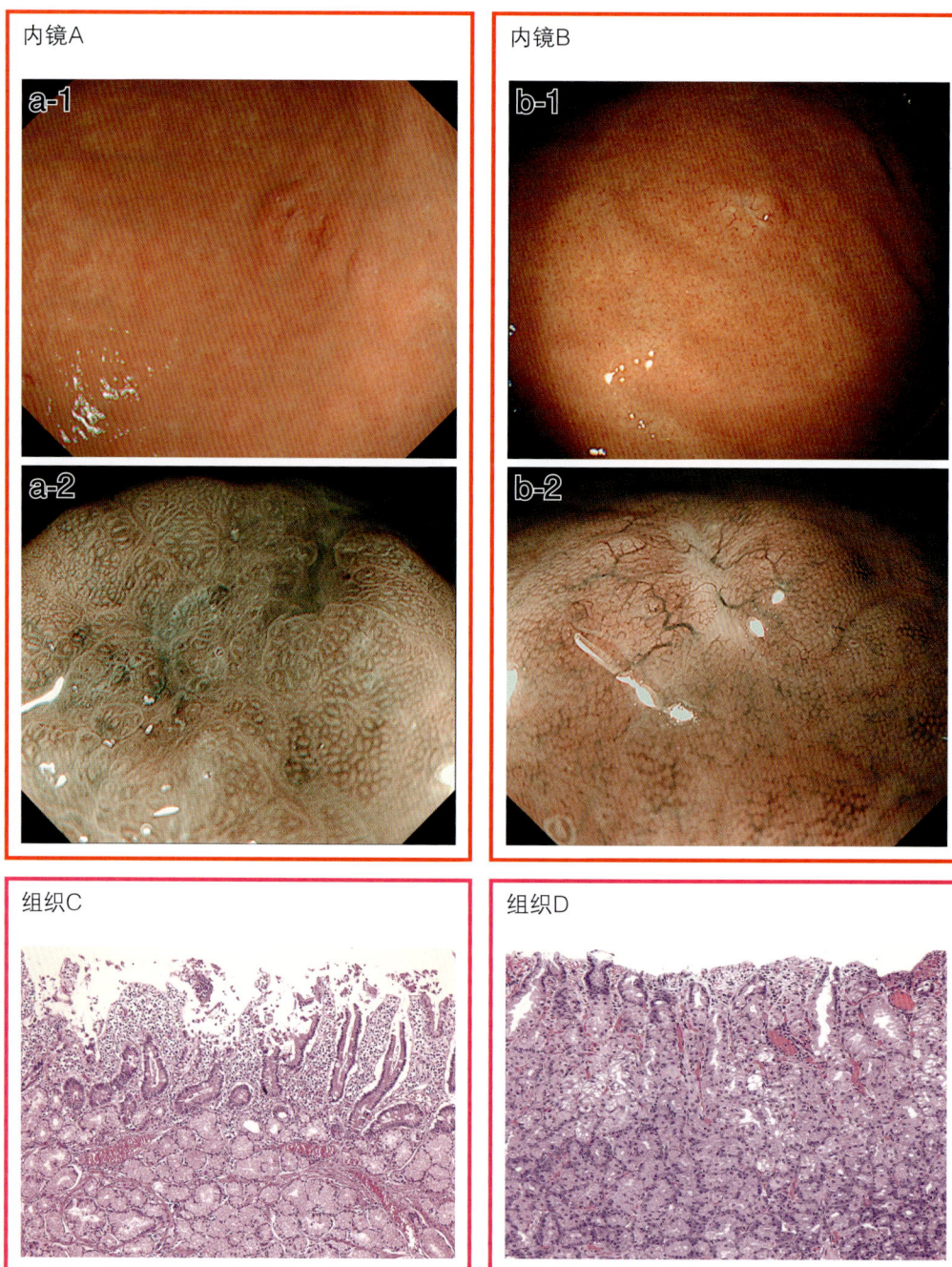

答案与解析

问题1 这两张内镜图像为同一患者在不同时期的内镜图像。哪一张是年轻时期的？

1）图像A是年轻时的
2）图像B是年轻时的

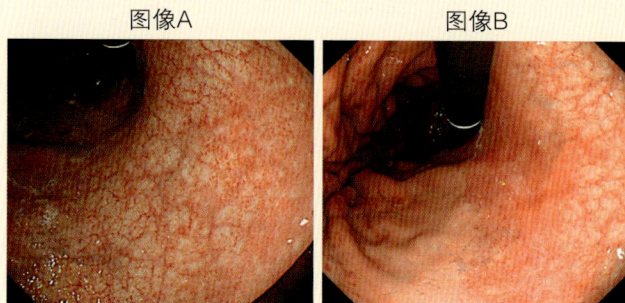

图像A　　　图像B

答案 1）图像A是年轻时的

解析

不能仅因为图像A的萎缩更为严重，就草率地认为图像B是"年轻时的图像"。

本例为一位65～69岁男性患者。他在20XX年进行了一次EGD检查（图像A），当时被诊断为Hp感染导致的萎缩性胃炎，Hp IgG抗体水平为35U/mL。他很快接受了Hp根除治疗，并在3个月后通过^{13}C-尿素呼气试验（^{13}C-UBT：0.0‰）确认根除成功。大约1年后，即20XX+1年，他再次接受了内镜检查，这次的图像是图像B。尽管两次检查只相隔一年，但图像A是较年轻时的内镜图像。

本例中，图像A是Hp现症感染的萎缩性胃黏膜内镜图像，图像B是典型的Hp既往感染的内镜图像。

参考总论 I →第52页　如果回答不正确，请参考以下解析以及第3章**总论 I** "Hp胃炎内镜诊断要点"，加深对幽门螺杆菌感染状况诊断和萎缩性变化的理解。

问题1的内镜图像解读方法

a-1～a-4是本例Hp现症感染时期的内镜图像（a-3为问题所示图像），b-1～b-4是根除成功1年后Hp既往感染时期的内镜图像（b-3为问题所示图像）。

根除成功后，内镜图像发生显著变化。

在b-3（问题所示图像）中观察到的胃小弯部位的发红区域表现为地图样发红并且与周围正常色泽的黏膜区域相比，略显凹陷。然而，与a-3（问题所示图像）相比，为什么b-3的萎缩程度看似较轻？

	病例A：20XX年Hp现症感染	病例B：20XX + 1年 Hp既往感染
胃窦	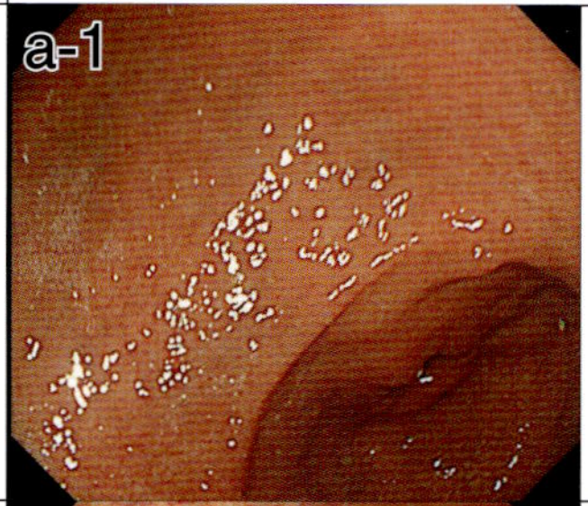 a-1 呈弥漫性发红。	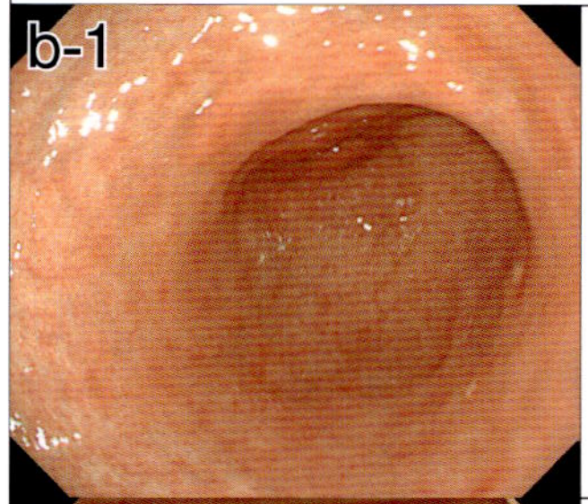 b-1 黏膜出现褪色变化，并可见斑状发红。
胃大弯的腺体边界	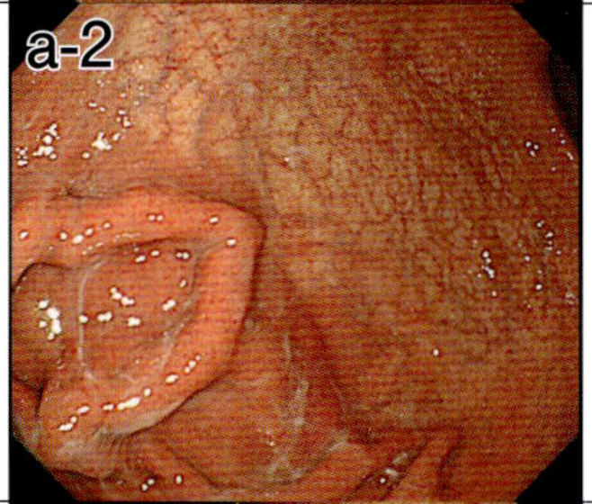 a-2 在腺体边界的近端（胃底腺侧），可以观察到弥漫性发红和白色浑浊黏液；远端（幽门腺侧）则表现为伴有血管透见的重度萎缩性黏膜。	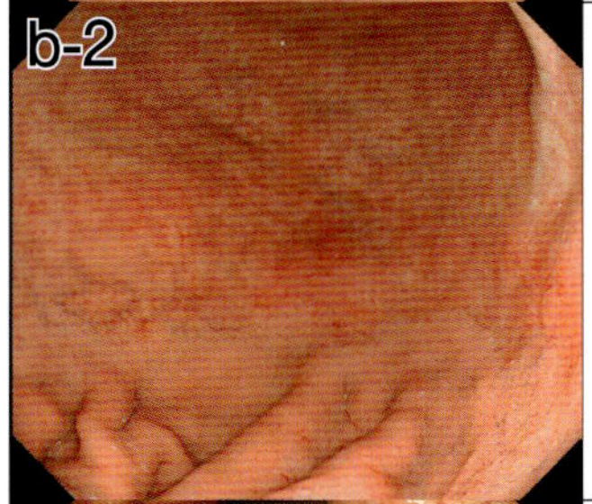 b-2 弥漫性发红已经消失。皱襞粗大仍然存在。出现了地图样发红。根除治疗前后发红区域发生了变化，这种现象亦被称为"色调逆转现象"。
胃小弯	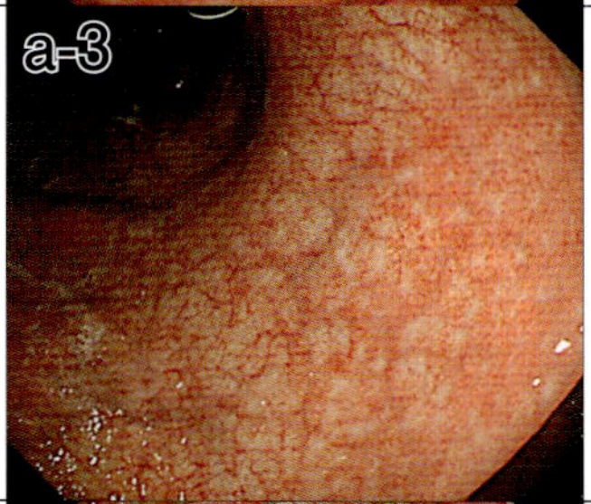 a-3 伴随血管透见图像的近端的褪色黏膜，呈现高度萎缩性黏膜（问题所示图像）。	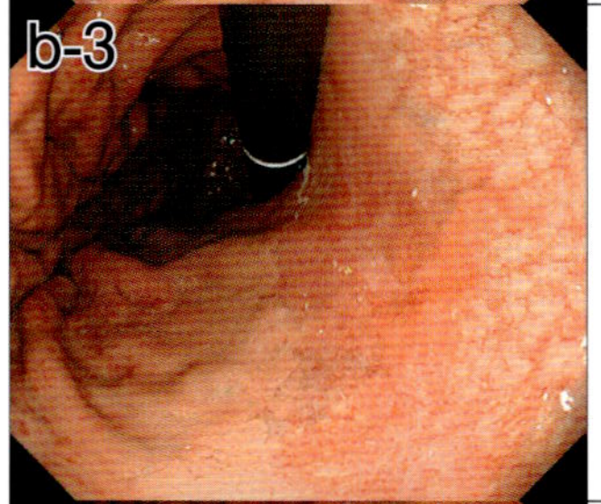 b-3 地图样发红，其周围（萎缩边界的近端）是不伴随血管透见的正常色调黏膜（问题所示图像）。
胃大弯	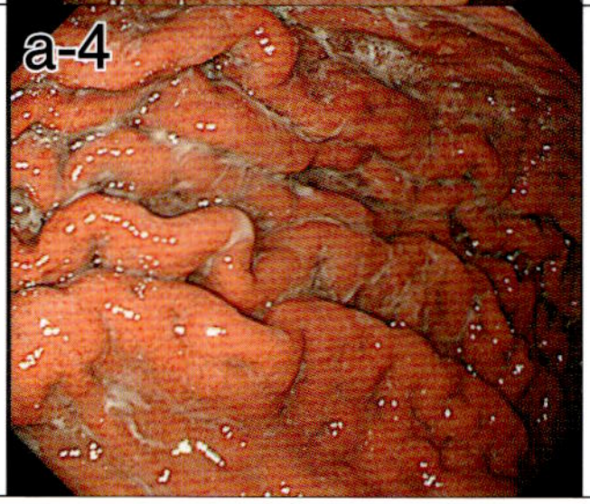 a-4 可见弥漫性发红、皱襞粗大和白色浑浊黏液。	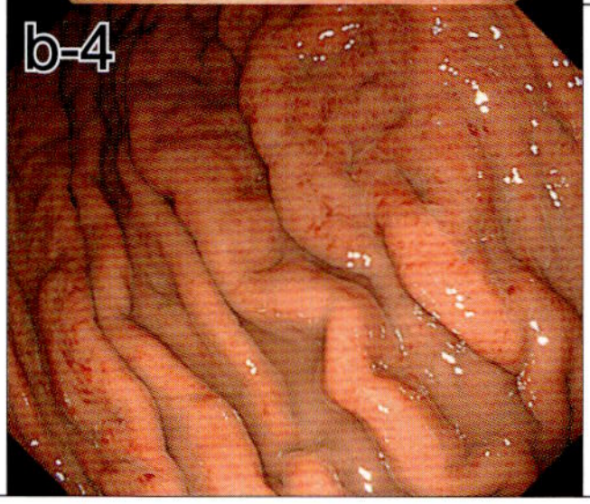 b-4 弥漫性发红已经消退，皱襞粗大减轻，白色浑浊黏液消失。点状发红变得更加明显。

图1 问题1的内镜图像解读方法

请对比图像a-2和b-2。在胃的大弯侧可见明显的腺体边界。在图像a-2中，腺体边界的近端（胃底腺侧）观察到弥漫性发红和白色浑浊黏液，而远端（幽门腺侧）则表现为伴有血管透见性的重度萎缩性黏膜。

在对比图像b-2时，可以观察到胃底腺区域的弥漫性发红和白色浑浊黏液已经消失，而幽门腺区域的发红区域有所扩展。这种现象属于地图样发红的亚型。由于在幽门螺杆菌根除治疗前后发红区域似乎发生了逆转，八木教授将其命名为"色调逆转现象"。值得注意的是，在图像b-2中，胃底腺侧颜色正常且不伴随血管透见性的黏膜，与图像b-1中非萎缩区域观察到的黏膜特征一致。事实上，已有研究证实，在高度萎缩的胃黏膜中，成功进行Hp根除治疗后，腺体上皮可能会出现过度增生现象。因此，这一区域的黏膜可能会略有增厚，且不再显现血管透见表现。尽管也有可能是送气量的差异造成了影响，但基于该组织学变化的背景，内镜下的观察结果会发生显著变化。

在本病例的附加解释图像中，存在多个重要的观察点。观察a-4图像中胃大弯部位，可见弥漫性发红、黏膜皱襞肿大以及白色浑浊黏液。而在b-3图像中，弥漫性发红消退，黏膜皱襞肿大减轻，白色浑浊黏液消失。在b-1图像中，出现了斑状发红，这是Hp既往感染的一个相对特征性表现。同时，在b-4图像中，新出现了点状发红。这些观察结果将在问题2和第3章总论Ⅰ中进行详细讨论。

参考总论Ⅰ
→第59页

通过审视整体内镜图像，可以明确地区分A为Hp现症感染期，而B为Hp既往感染状态。但是，我希望仅通过问题图像a-3和b-3就能进行Hp感染的诊断。

答案与解析2　　该病例的Hp感染情况如何?

问题2　**该病例的Hp感染情况如何?**

1）未感染Hp
2）Hp现症感染
3）Hp既往感染

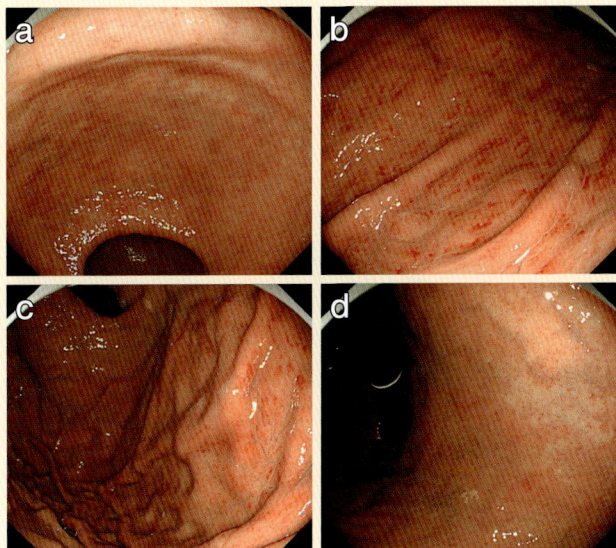

答　案　▶　**3）Hp既往感染**

解　析

本病例为一名60余岁男性患者。在20XX年进行了EGD检查,诊断为Hp现症感染(Hp IgG Ab 18 U/mL、^{13}C-UBT 20.1‰)。

该患者随后接受了Hp根除治疗,治疗后3个月进行的^{13}C-UBT复查结果为1.3‰,确认根除治疗成功。

本题所示图像为患者约6年后,即20XX+6年实施的EGD检查的结果。

在此检查时,患者Hp粪便抗原检测结果为阴性,^{13}C-UBT结果为0.4‰。

本例同样为典型的Hp既往感染的内镜图像。

如果回答"Hp现症感染",可能未能充分理解Hp感染的诊断中应当优先关注和次要考虑的内镜观察指标。

参考总论 I
→第52页建议参考以下解析内容以及第3章**总论 I**"Hp胃炎内镜诊断要点"的解说内容。

	20XX年Hp现症感染			20XX+6年Hp既往感染	
胃窦	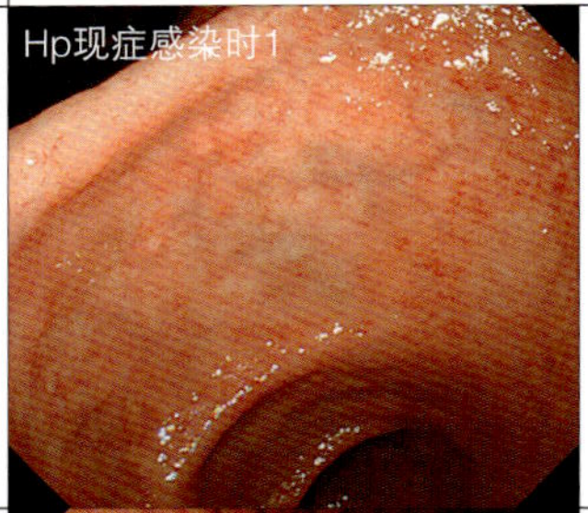 Hp现症感染时1	黏膜呈现褪色色调。后壁侧有点状发红。	→	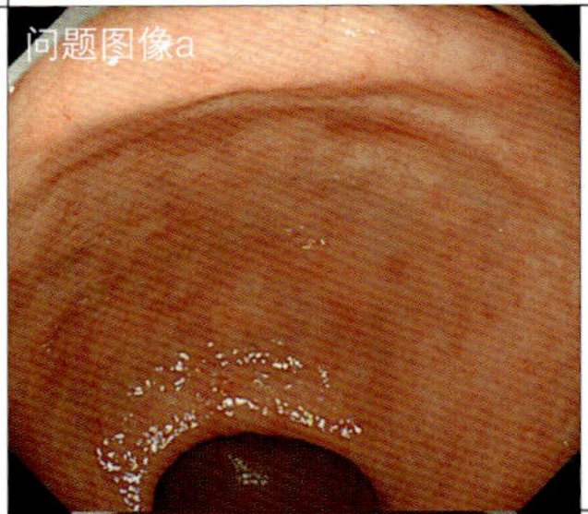 问题图像a	黏膜呈现褪色色调，整体略显灰白，可见斑状发红。
胃体中部大弯	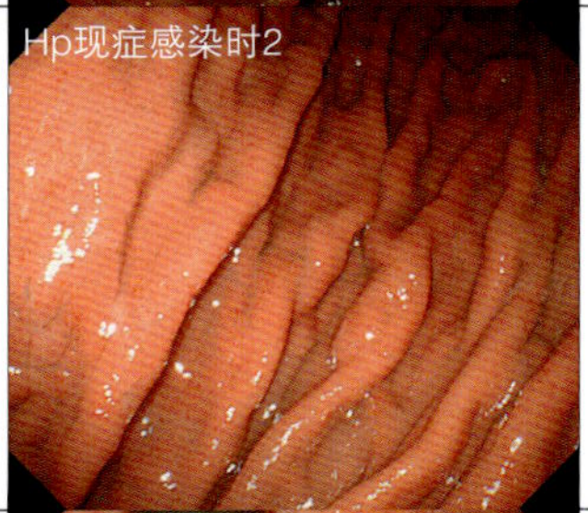 Hp现症感染时2	可见轻度弥漫性发红和黏膜充血水肿，以及轻度皱襞肿大。		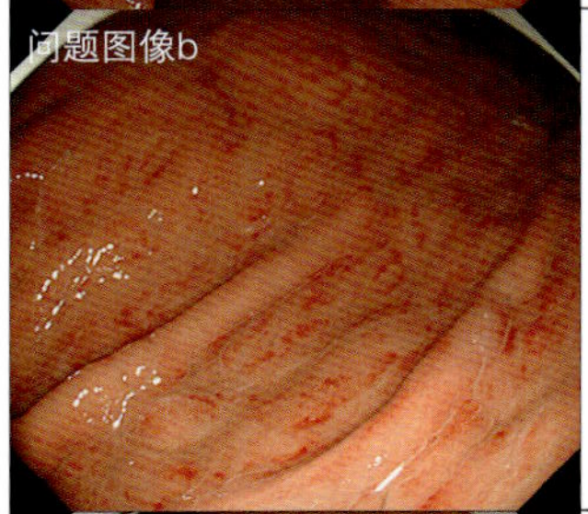 问题图像b	弥漫性发红消失，出现点状发红。皱襞肿大仍然存在。
胃食管连接部和穹隆部仰视图	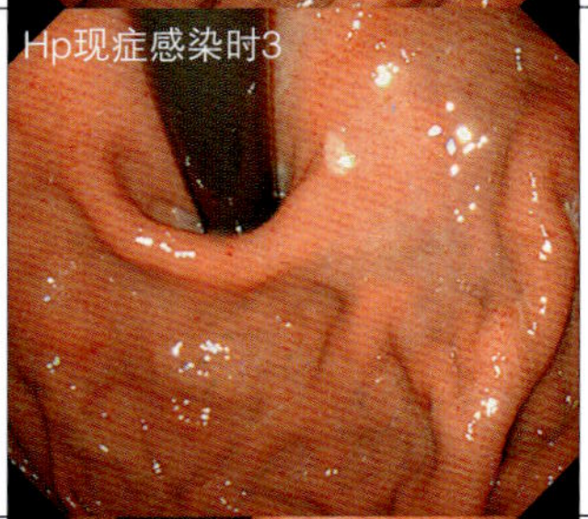 Hp现症感染时3	可见弥漫性发红和黏膜充血水肿。有轻度皱襞肿大。		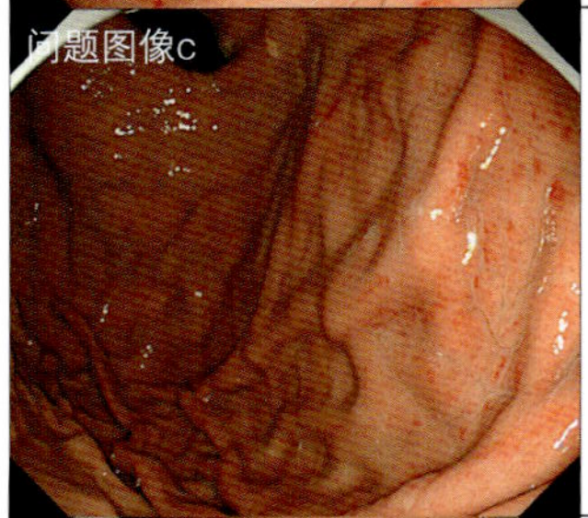 问题图像c	弥漫性发红消失，出现点状发红。皱襞肿大仍然存在。
胃小弯	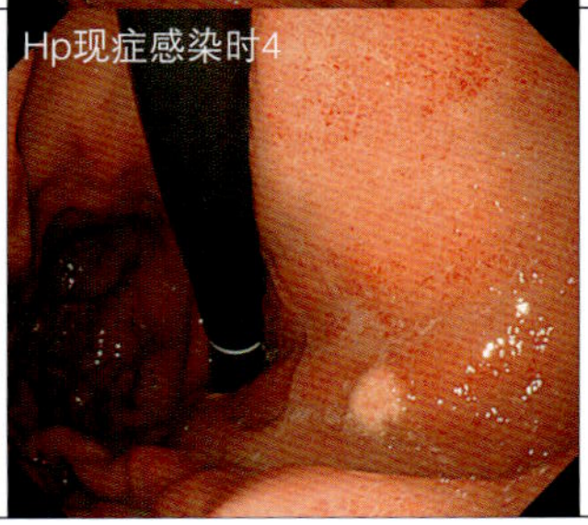 Hp现症感染时4	可见弥漫性发红、黏膜充血水肿、点状发红。有黄色瘤。		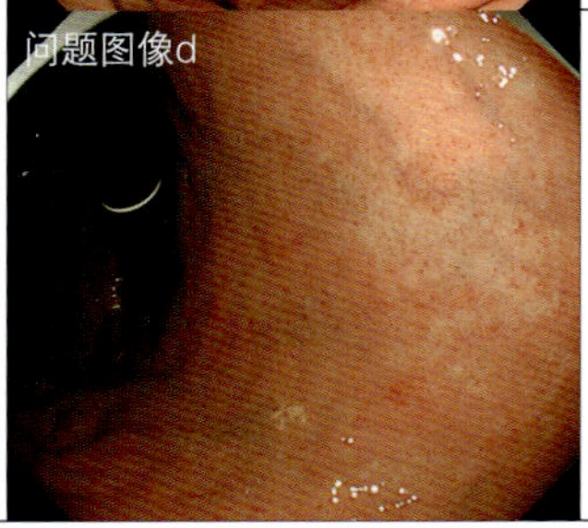 问题图像d	弥漫性发红和点状发红消失。黄色瘤缩小。

图1 问题2的内镜图像解读方法

列出各个内镜影像的解读方法，以供确认。

问题2的内镜图像解读方法

回答为"Hp现症感染"的人，可能被问题图像b、c中的点状发红误导了。如上文所述，Hp既往感染有时也会出现点状发红。

当然，点状发红在Hp现症感染期间，如现症感染时4的图像所示，出现频率较高，并且，如图像d所示，通常在Hp根除成功后会减轻或消退，但这并不是Hp现症感染特有的临床表现。

参考总论Ⅰ
→第54页 Hp现症感染特有的内镜观察结果仅有弥漫性发红和黏膜肿胀两种（参见第3章总论Ⅰ"Hp胃炎内镜诊断要点"的第2节）。在现症感染时2、现症感染时3、现症感染时4的3张图像中，可以看到弥漫性发红和黏膜肿胀。这两种表现在既往感染Hp时已经消失（参见问题图像c、d）。

皱襞肿大看起来很明显，也可能受此误导。然而，皱襞肿大不应用于诊断Hp感染状况。这是因为在成功根除Hp后，皱襞肿大的改善需要时间（参见第3章总论Ⅰ"Hp胃炎内镜诊断要点"中的图Ⅰ-2）。该病例即使在Hp根除成功6年后，也未完全恢复。

此外，问题图像a中胃窦部位轻微凹陷的斑状发红，在既往感染Hp的情况下出现频率更高。

通过对比Hp现症感染期和根除成功后的内镜观察结果，我们可以更清晰地理解两者的差异。关键问题在于，仅凭单个时期的观察结果，能否准确判断出是Hp既往感染。随着经验的增长，你会开始意识到，在Hp现症感染时期出现的弥漫性发红已经消失。有助于识别的线索包括：点状发红与周围黏膜颜色对比明显（如问题图像b、c所示），以及在萎缩不太明显的区域可以观察到RAC（如问题图像d所示）。

问题3　在A、B、C3个病例中，只有1例是Hp现症感染。是哪一个？

1）病例A
2）病例B
3）病例C

病例A　　　　　病例B　　　　　病例C

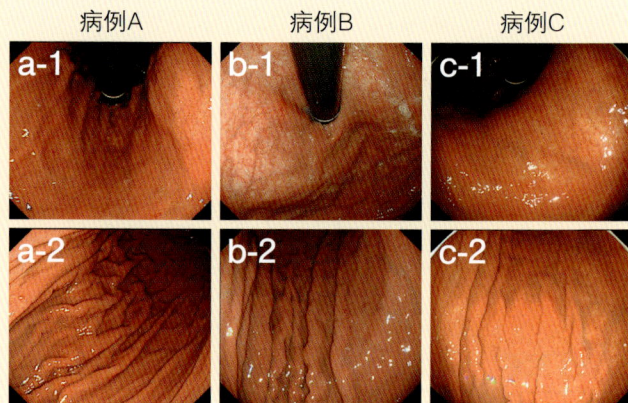

答案　1）病例A

解 析

病例A是一位50多岁的女性。在体检中，她的Hp IgG抗体水平为54U/mL，20XX年进行的EGD图像如题目中图像a-1和a-2所示。之后她接受了Hp根除治疗，20XX+1年（即治疗后1年）的图像如a-3和a-4所示。此时的 ^{13}C-UBT（ ^{13}C-尿素呼气试验）结果为0.1‰，判定为根除成功。

病例B是一位50多岁的男性，在胃癌钡餐检查中发现异常，20XX年进行的EGD图像如除菌前图像b-3和b-4所示。Hp粪便抗原检测呈阳性。之后他接受了Hp根除治疗，3个月后的 ^{13}C-UBT结果为1.3‰，判定为根除成功。1年后的20XX+1年（即治疗后1年）进行的EGD图像如问题图像b-1和b-2所示。

病例C是一位60多岁的男性，在ABC体检中被归为C组（PG法阳性、血清Hp抗体阳性），20XX年进行的EGD图像如除菌前图像c-3和c-4所示。之后他接受了Hp根除治疗，2年后的20XX+2年（即治疗后2年）进行的EGD图像如问题图像c-1和c-2所示。此时的血清Hp抗体水平为5U/mL。

也就是说，只有题目中的病例A是Hp现症感染，病例B和C是Hp既往感染。

如果没有回答正确，请参考以下解释，以及第3章**总论Ⅰ**"Hp胃炎内镜诊断要点"的第2节和第3节。

参考总论Ⅰ
→第54页

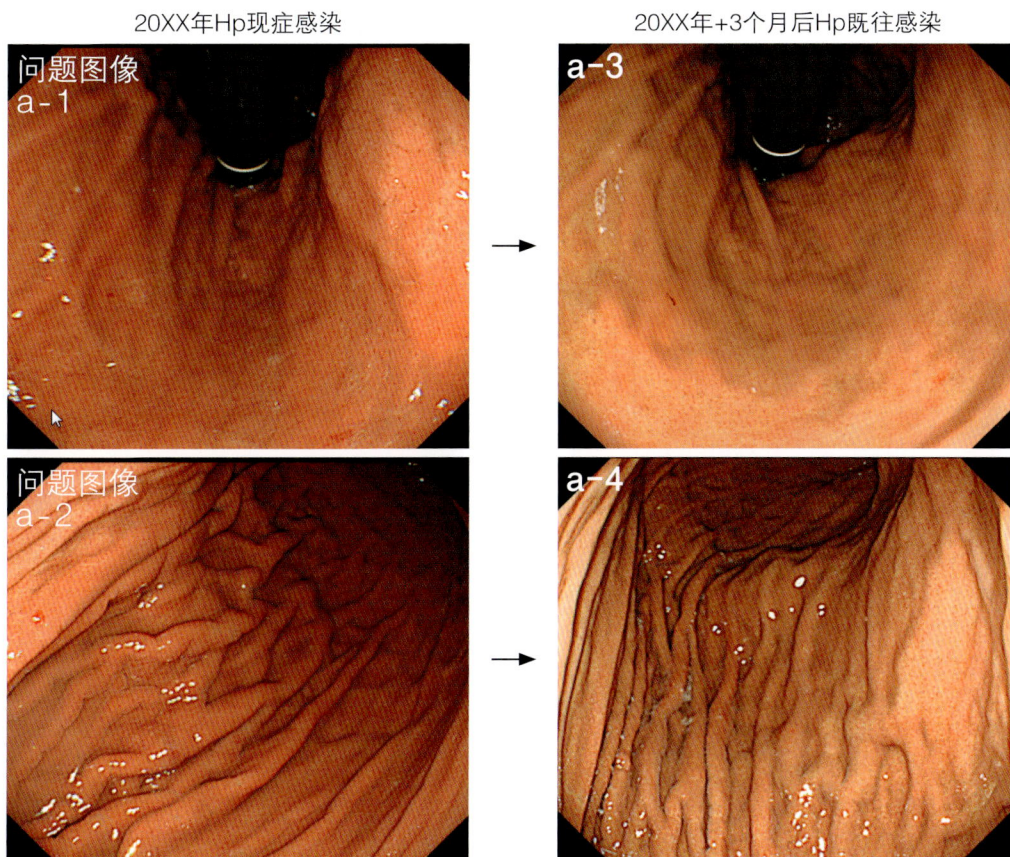

图1 问题3的内镜图像解读方法（病例A）

问题3的内镜图像解读方法

本题旨在考察是否能够正确识别不出现地图样发红的Hp既往感染的黏膜。

病例A表现为没有萎缩的轻微弥漫性发红。通过与治疗后的图像a-3和a-4对比，可以清楚地看到治疗前存在的弥漫性发红。而且在治疗前的图像a-2中，也能看出轻微的黏膜肿胀和皱襞增大。但是，如果只根据图像a-1和a-2来判断，可能会有些困难。

对于病例B，即使只看问题图像b-1和b-2，也希望能够判断出这是Hp既往感染。特别是图像b-2，展现了弥漫性发红消退后那种独特的暗沉色调的黏膜。在该病例中，除了弥漫性发红消退外，黏膜肿胀和点状发红也有所减轻（从除菌前图像b-3到问题图像b-1）。

病例C是一个伴有中度萎缩（介于C-2和C-3之间）的Hp既往感染病例，弥漫性发红已经消退。该病例的诊断可能有些困难。从问题图像c-1中可以看到，整体上是一种有光泽的黏膜，萎缩区域和非萎缩区域不规则地交错在一起。在没有炎症的Hp既往感染黏膜中，常常可以观察到这样的萎缩区域和非萎缩区域。从除菌前图像c-3可以清楚地看出，

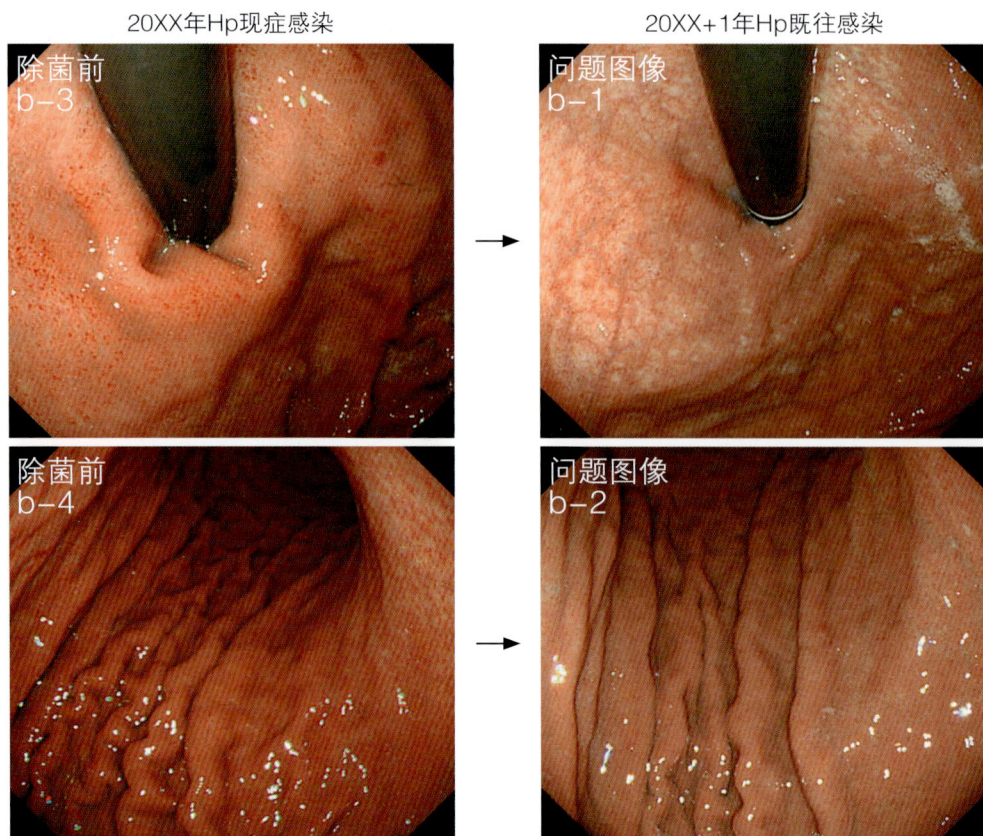

图2　问题3的内镜图像解读方法（病例B）

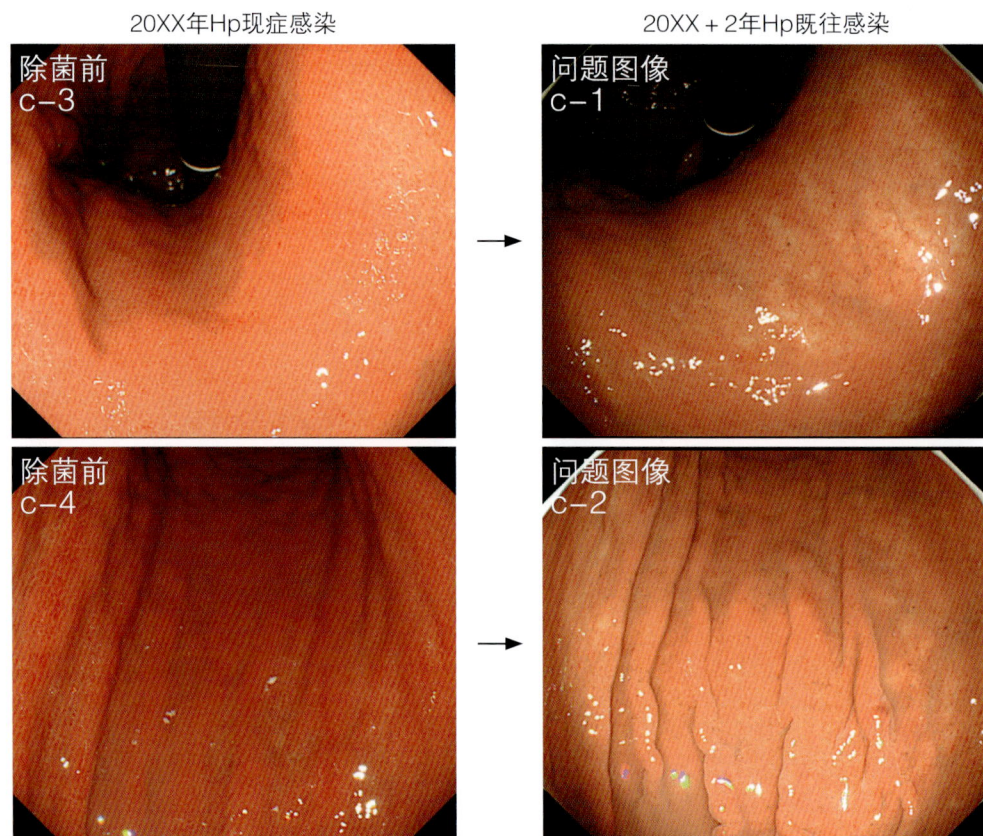

图3　问题3的内镜图像解读方法（病例C）

治疗前黏膜被被粗大的弥漫性发红覆盖，观察不到萎缩区域。然而，有些人可能会认为从除菌前图像c-3到问题图像c-1的变化代表了萎缩的恶化。正如上文所述，我认为这仅仅是因为随着炎症的减退，原本就存在的萎缩区域变得更加明显了。

本题的目的是测试是否能够辨别炎症程度较轻、弥漫性发红轻微的Hp现症感染病例。

地图样发红并不是每个Hp既往感染者都会有的症状。同样是Hp既往感染，如果胃炎病情较轻，且胃黏膜尚未被肠上皮化生腺管所取代，就不会观察到地图样发红。

问题4　遇到一个黏液较多的病例。目前手头的内镜数据如下。哪个病例确定适用Hp根除治疗？

1）全部　2）A和B　3）A和C
4）B和C　5）仅A　6）仅B
7）仅C

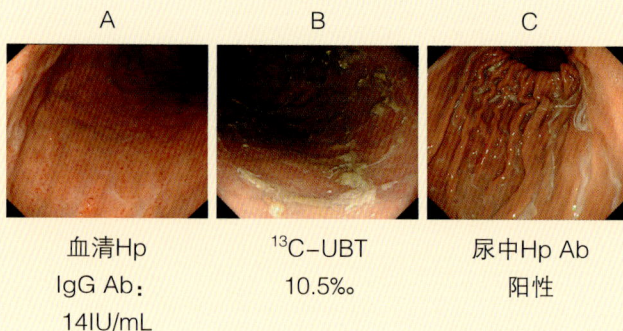

A	B	C
血清Hp IgG Ab：14IU/mL	^{13}C-UBT 10.5‰	尿中Hp Ab 阳性

答　案　　5）仅A

解　析

　　病例A属于Hp现症感染，其黏液表现为白色浑浊黏液（sticky mucus）。

　　病例A的附加图像显示：（上图）胃窦部位的黏膜呈现褐色，伴有肠上皮化生的萎缩性变化；（下图）尽管萎缩性黏膜有所增加，但仍然可以看到一些未萎缩的区域，这些区域仍保持着弥漫性发红。图像A除了白色浑浊黏液之外，还明显显示出点状发红，提示有轻微的黏膜肿胀和弥漫性发红，因此仅凭问题图像A可以确定为Hp现症感染。并且此时可判断适用Hp根除治疗。

　　病例B是自身免疫性胃炎（autoimmune gastritis，AIG），这种黏液被称为固着黏液（sticky adherent dense mucus）（参见第3章**总论Ⅱ**）。

参考总论Ⅱ →第79页

　　病例B的附加图像显示：（上图）胃窦部呈现出有光泽的白色调，可以看到编织状的细微血管纹理，可以判断为正常的胃窦黏膜。放射状的发红与体部的脊状发红（red streak）一样，与蠕动有关。（下图）体部的皱襞已经消失，呈现出褐色的严重萎缩性黏膜。这是典型的"逆萎缩"，可以判断为没有Hp感染的AIG。即使只看问题图像B，也应该足以怀疑AIG的可能性。

　　不能仅因为^{13}C-UBT呈阳性就判断适合Hp根除治疗。要避免陷入所谓的"泥沼除菌"

参考总论Ⅱ →第79页

的陷阱（参考第3章**总论Ⅱ**）。

A的附加图像　　　　　　　　B的附加图像　　　　　　　　C的附加图像

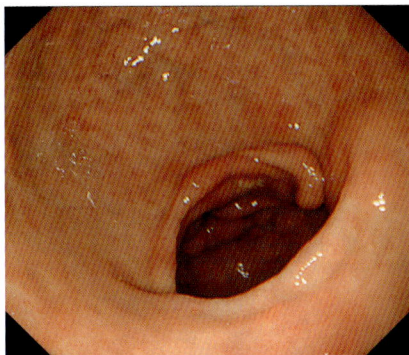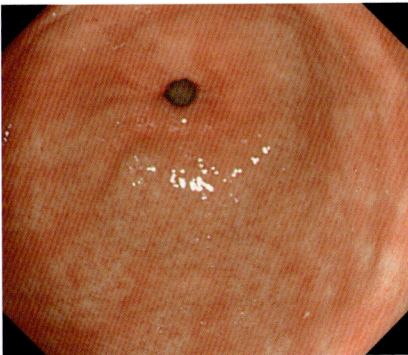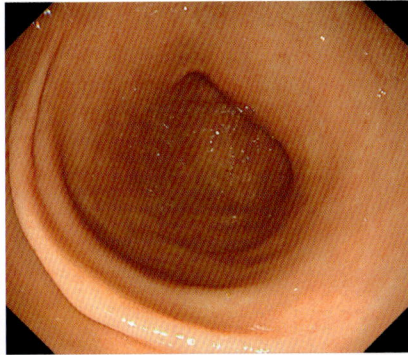
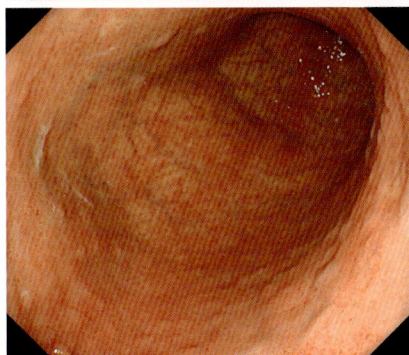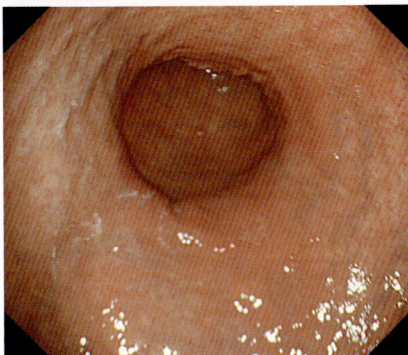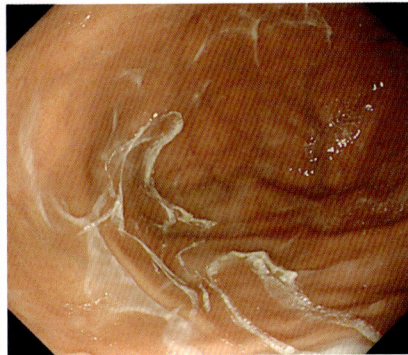

图1　问题4的附加图像

　　病例C的黏液通常在患者使用PPI或P-CAB时出现，这种黏液呈现为具有透明感的白色，被称为web-like mucus[3]，但并不一定呈现蜘蛛网状。这种类型的黏液近来越来越常见。在本病例中，患者接受了P-CAB的治疗。观察问题图像C和病例C的胃体黏膜附加图像，可以看到黏膜颜色正常，并没有出现弥漫性发红。需要认识到，在PPI或P-CAB治疗期间，即使患者存在Hp现症感染，内镜下也可能不会显示出弥漫性发红等明显症状，这可能会使内镜诊断变得困难（参考第3章总论Ⅳ "PPI相关性胃病、嗜酸性粒细胞性胃炎"）。即便尿检结果显示Hp抗体阳性，这一结果本身也并不能确定是代表当前是现症感染还是既往感染。特别是在目前没有观察到弥漫性发红的情况下，不能仅凭此判断患者需要进行Hp根除治疗。

参考总论Ⅳ
→第120页

问题5 这里提供了两组完全不同病理特征的内镜图像，每组包括当前和1年前的内镜图像，共计4张。哪两张是同一病例的正确组合？

1）"A和B" "C和D"为同一病例
2）"A和C" "B和D"为同一病例
3）"A和D" "B和C"为同一病例

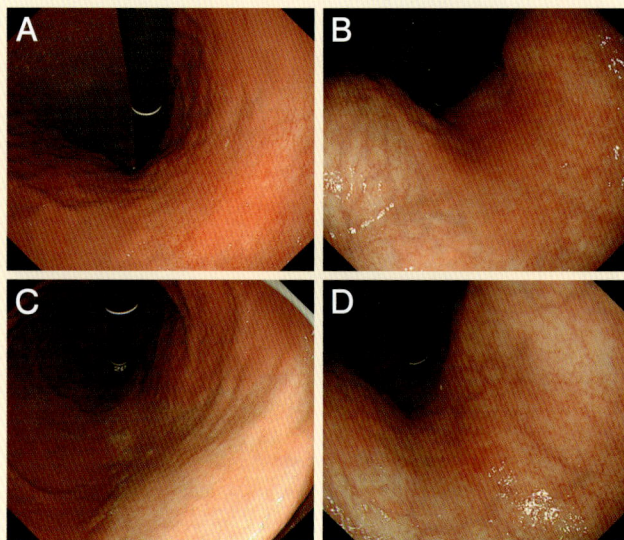

答案 ▶ 2）"A和C" "B和D"为同一病例

解 析

要正确回答这个问题，必须先理解两个关键要素。

首先，希望注意到图B的异常之处。图B的胃体部在小弯侧有非萎缩性黏膜区域，而在前壁、后壁和胃小弯有萎缩区域。请比较图B与图C。图B的萎缩模式与图C中的Hp胃炎完全相反。图B中胃小弯可见的非萎缩区域，被称为AIG中的残存胃底腺（remnant oxyntic mucosa），这是一个非萎缩区域。AIG中残存胃底腺的形态和分布多种多样（参见第3章总论Ⅱ的第5节"残存胃底腺的内镜图像和组织学表现"），本例所示的是与Hp胃炎完全相反的萎缩模式。图D是本例1年后的情况，残存胃底腺已缩小。本例追踪了AIG中残存胃底腺随时间逐渐缩小的过程。

另一个关键要素是，如问题1所示，从Hp现症感染到根除后（既往感染）期间出现的变化，包括弥漫性发红的消失和地图样发红的出现。图C显示的是Hp现症感染的情况，可以看到C-3程度的明显萎缩边界，非萎缩区域有弥漫性发红。对该病例实施Hp根除治疗之后1年的图A中，非萎缩区域的弥漫性发红已经消失，而在萎缩区域则新出现了地图样发红

B和D为同一病例。追踪了AIG随着时间的推移出现的变化。

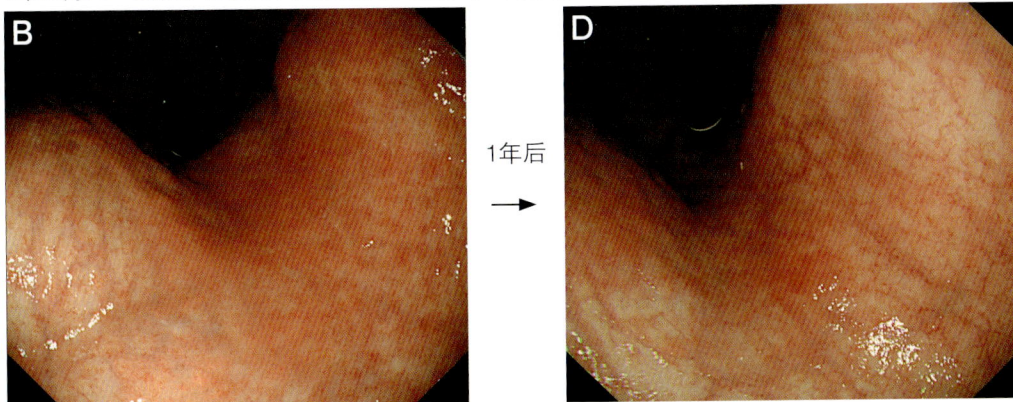

A和C为同一病例。C为Hp现症感染时,A为除菌成功1年后。

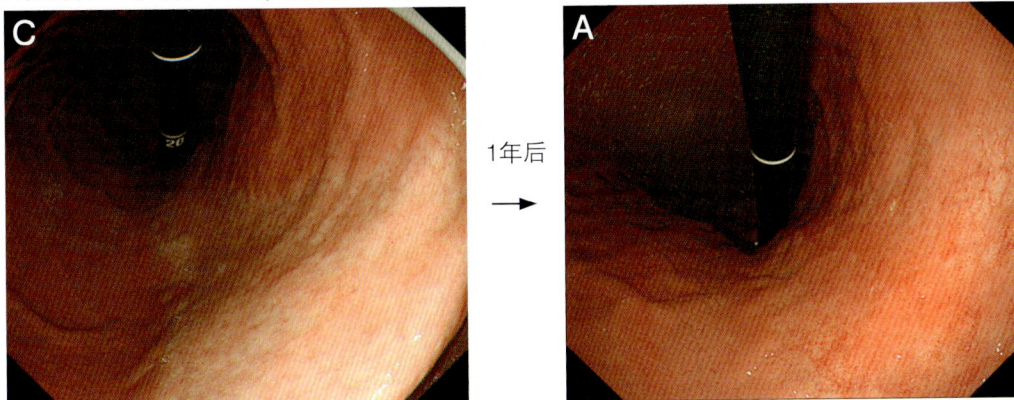

图1　问题5 AIG的内镜图像及其变化

参考第2章
问题1
→第15页

（这是色调逆转现象）（参考第2章"答案与解析1"以及第3章总论Ⅰ"Hp胃炎内镜诊断要点"）。

解答该题要求正确理解AIG的内镜图像及其变化,以及Hp根除前后的变化。

问题6　该病例是以下哪一种？

1）Hp未感染（正常胃）
2）Hp现症感染
3）Hp既往感染
4）自身免疫性胃炎（AIG）
5）Non-*Helicobacter pylori*
　　Helicobacter（NHPH）胃炎
6）PPI相关性胃炎

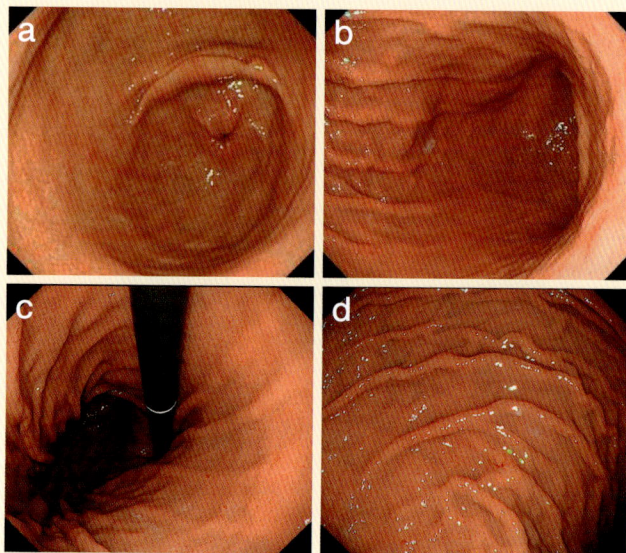

答案 ▶ **4）自身免疫性胃炎（AIG）**

解析

　　该病例需要至少掌握各种胃炎和胃症状的最基本特征。

　　胃窦部颜色正常，可见脊状发红。这样的胃窦部没有炎症或萎缩，至少没有迹象表明Hp感染。

　　胃体部显示出一些异常。呈现中度弥漫性发红和轻微的黏膜肿胀（轻微的皱襞增大）。还可见轻微的点状发红（c、d）。在胃体部没有观察到萎缩边界。因此，可以判断胃体部存在炎症但没有萎缩。只要能够掌握胃窦部正常而胃体部有炎症的特征，即使不了解早期AIG的内镜图像，也能得出正确答案。如果错误地判断胃窦部不正常，可能会误诊为Hp现症感染。

　　非幽门螺杆菌性胃炎（Non-*Helicobacter pylori* Helicobacter gastritis，NHPH胃炎）通常被认为炎症主要在胃窦部至胃角部区域较为明显，而在胃体部较轻。反映炎症的观察结果包括霜斑样改变、裂纹样改变等，而且经常可以看到鸡皮样改变。

参考总论Ⅲ
→第110页　　即使存在胃体部胃炎，像本例这样伴有强烈弥漫性发红的情况也很少见。请参考第3章**总论Ⅲ**中的"NHPH胃炎"部分。

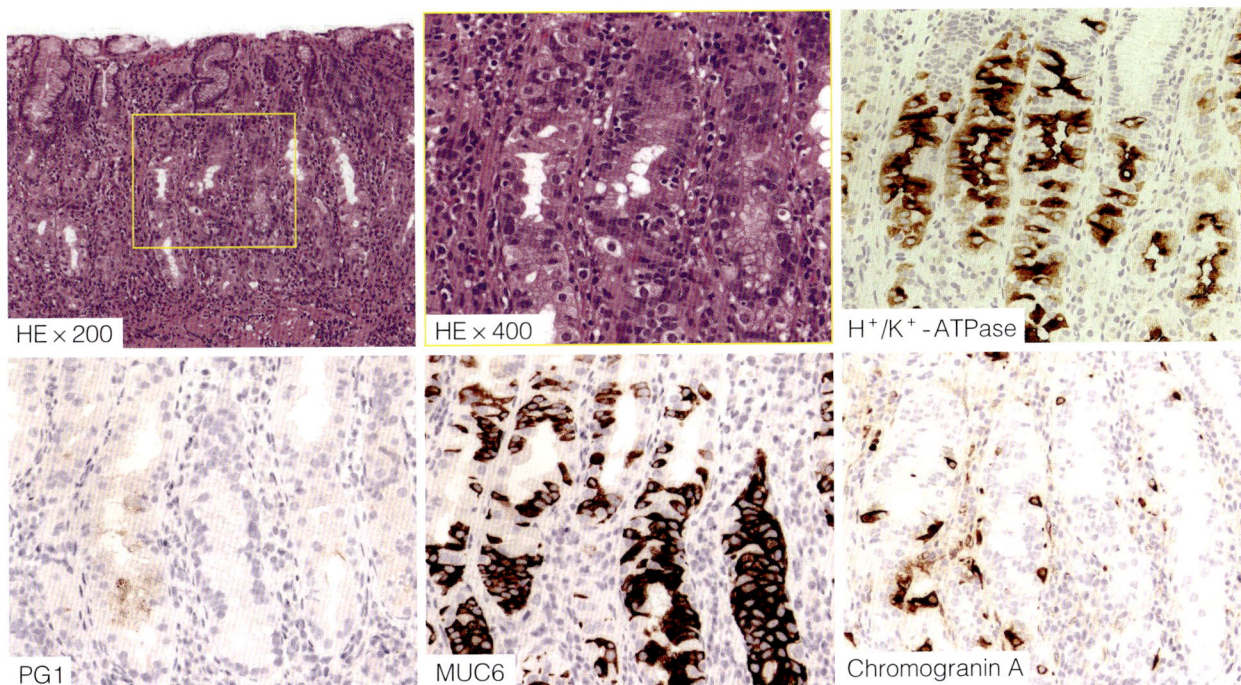

图1 问题6的胃大弯的组织学图像

胃底腺黏膜的特征在于腺管保持其直线形态和密度（HE染色，200倍放大）。淋巴细胞为主的炎症明显，壁细胞出现变性（HE染色，400倍放大，H^+/K^+–ATPase染色），主细胞数量显著减少（PG1染色），且存在进展中的幽门腺化生（MUC6染色）。未观察到ECL细胞的增生（Chromogranin A染色）。这些是典型的早期病理变化。此外，本例中黏膜表层的炎症细胞浸润较为显著，这可能是导致弥漫性发红出现的原因之一。

完全没有Hp既往感染的可能性。同时，也没有提示PPI相关性胃症状的观察结果。

图1展示的是本例胃大弯的组织学图像。

胃底腺黏膜的特征在于腺管保持其直线形态和密度。淋巴细胞为主的炎症明显，壁细胞出现变性（H^+/K^+–ATPase染色），主细胞数量显著减少（PG1染色），且存在进展中的幽门腺化生（MUC6染色）。未观察到ECL细胞的增生（Chromogranin A染色）。这些是典型的早期病理变化。

我们应该不再仅仅将自身免疫性胃炎（AIG）视为仅限于进展期或终末期的胃体严重萎缩情况。要全面理解AIG，请参考第3章总论Ⅱ"自身免疫性胃炎的内镜诊断和组织学图像"。此外，关于胃窦部的正常图像以及炎症和萎缩的诊断，请参考讨论4"胃窦部的炎症和萎缩"。

参考总论Ⅱ →第78页

问题7 这里展示了3例不同病理特征的胃体部病例的NBI放大图像。哪些例病例确定需要进行Hp根除治疗？

1）仅病例A　2）仅病例B　3）仅病例C
4）病例A和B　5）病例B和C
6）病例A和C　7）全部

病例A　病例B　病例C

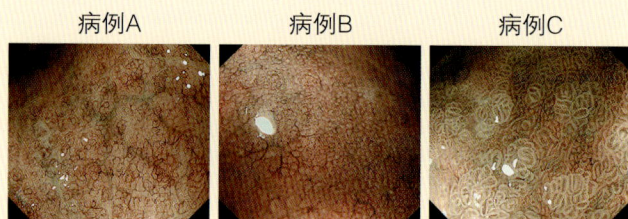

答案 2）仅病例B

解 析

　　病例A展示了在自身免疫性胃炎（AIG）中观察到的不规则圆形至椭圆形的小凹开口（crypt opening，CO），但没有观察到针孔状小凹开口，也就是所谓的"脱壳"表现（参考第3章**总论Ⅱ**的第2节和第8节）。关于AIG在放大NBI观察下的特征，请参考讨论3中"AIG胃体部NBI放大图像的各种表现"。这类观察结果在通常的Hp现症感染中较为少见。

参考总论Ⅱ
讨论3
→第96页

　　病例B图是典型的Hp现症感染胃体部黏膜的NBI放大图像。在b-2的普通白光观察中，可以看到中等程度的弥漫性发红。b-3是问题病例B的放大图像。从上皮下毛细血管网推断出的腺管形态为圆形至类圆形，可以判断为胃底腺，但其形态和排列紊乱。上皮下毛细血管网呈现扩张和增生状态，海星状的集合微静脉也处于扩张状态。可以说，这种可见的血管和血流总量的增加，正是弥漫性发红的"红色"本质所在（参考第3章**总论Ⅰ**"Hp胃炎内镜诊断要点"的第4节和讨论1"弥漫性发红的成因——仅凭充血现象无法解释地图样发红"）。观察组织学图像可以看到表层以中性粒细胞浸润为主的单核细胞浸润，这提示Hp胃炎处于活动期（b-4）。可以观察到黏膜表层的毛细血管内皮细胞附近有红细胞，显示充血（b-5）。在该部位的表层观察到大量Hp菌体（b-6）。

参考总论Ⅰ
讨论1
→第67页

　　病例C图是Hp既往感染病例的地图样发红（c-2）的NBI放大图像。通过高倍放大观察（c-3），可以看到一些略微凹陷的区域，这些区域的上皮呈现出嵴状的表面结构，可以观察到亮蓝嵴（light blue crest[4]）。该区域与周围略显隆起的区域相比，观察到更多的上皮下毛细血管。从组织学角度来看，这是肠上皮化生（intestinal metaplasia，IM）（c-4）[5]。

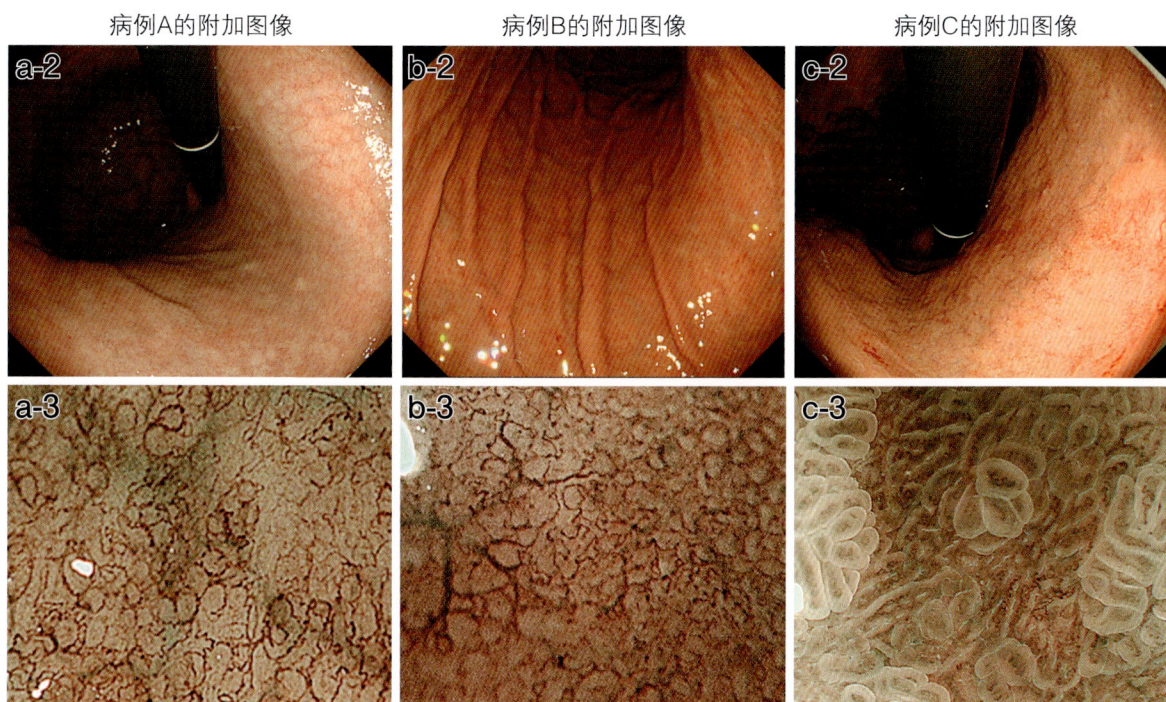

图1 问题7的附加图像

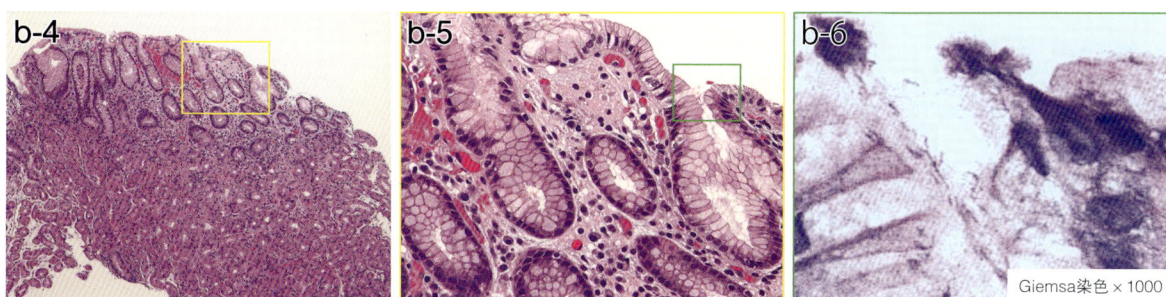

图2 问题病例B的胃大弯活检组织学图像

b-4：病例B的胃大弯组织学图像显示，表层以中性粒细胞浸润为主的单核细胞浸润，表明Hp胃炎处于活动期。可以观察到红细胞聚集形成的出血点。

b-5：可以观察到黏膜表层的毛细血管内皮细胞附近存在红细胞，表明存在充血。

b-6：该部位的表层观察到大量Hp菌体。

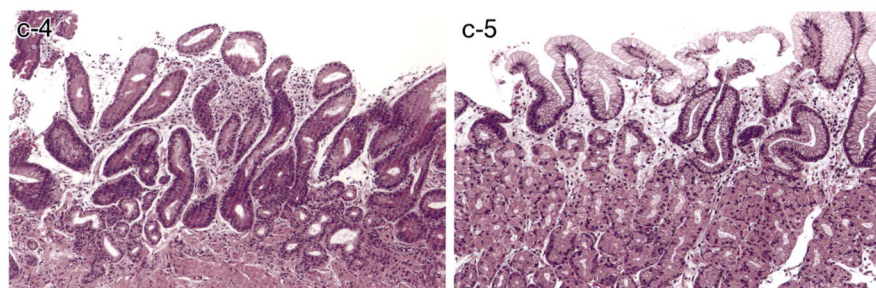

图3 病例C地图样发红部位的活检组织学图像

c-4：地图样发红部位的内部活检图像。深部残留有（假）幽门腺，但几乎被肠上皮化生腺管所取代。

c-5：地图样发红区域外侧的活检图像。腺窝上皮呈现出轻微增生的胃底腺黏膜，单核细胞浸润和萎缩均为轻度。

周围略显隆起的区域，小凹上皮表现出增生（c-5），因此，小凹边缘上皮（marginal crypt epithelium，MCE），即八木教授提出的白区（white zone，WZ）变得较厚，且毛细血管变得难以辨认。地图样发红的本质是，略微凹陷、血管较为明显的区域，被轻微隆起、难以辨认血管的区域所包围，因此呈现出"发红"的现象。

综上所述，确定适用Hp根除治疗的只有病例B。

问题8　这3个不同病理特征的病例中，哪个需要进行活检?

3例具有不同病理特征的病例。已知的病史和检查数据如下，除此之外没有其他信息。3个病例均无包括PPI在内的药物使用史，也没有Hp根除史。只有一个病例必须进行活检。是哪一个? 请说明理由。

1）病例A　2）病例B　3）病例C

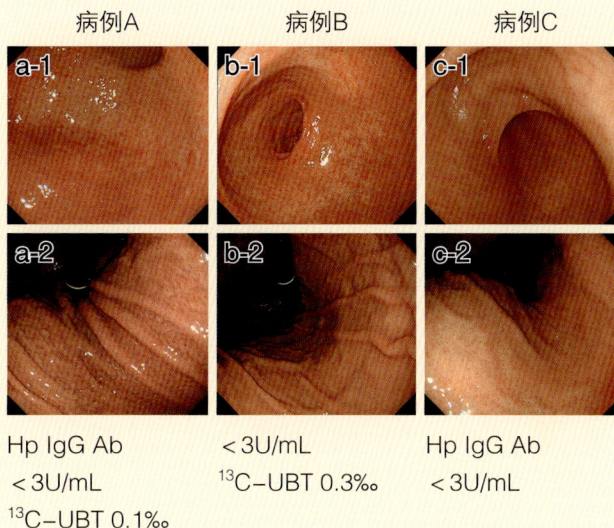

病例A　　病例B　　病例C

a-1　　b-1　　c-1

a-2　　b-2　　c-2

Hp IgG Ab　　< 3U/mL　　Hp IgG Ab
< 3U/mL　　^{13}C-UBT 0.3‰　　< 3U/mL
^{13}C-UBT 0.1‰

（a-1、a-2转载自参考文献[6]，b-1转载自参考文献[7]的图7）

思考的关键点 ❗

　　即使病史和检查信息不完整，有时候在内镜检查过程中也需要考虑各种可能性，并立即判断是否需要进行活检。

　　每个病例仅提供了两张图像。需要根据内镜图像和病史及检查数据来假设各病例所处的状态。

　　鉴于3个病例均无药物使用史，不会出现药物引起的诊断难题。根据已知信息，3个病例都没有表现出Hp现症感染的迹象。在此基础上，考虑到3个病例的病理情况各不相同，确定其中仅有一个病例需要进行活检。

　　病例A：胃窦部可以清晰地观察到腺边界（a-1），胃小弯密集存在铺路石样黏膜的小隆起（a-2）。

　　病例B：与病例A相似，腺边界清晰（b-1）可见。在胃小弯部位没有明显的异常发现（b-2）。

　　病例C：胃窦部颜色略显浅，但没有明显的腺边界（c-1）。胃小弯部位与病例B相比，同样颜色略显浅，但没有明显的异常表现（c-2）。

　　在这3个病例中，有一个病例如果不进行活检，可能会错过需要治疗的疾病；而另外两个病例一般不需要进行活检。

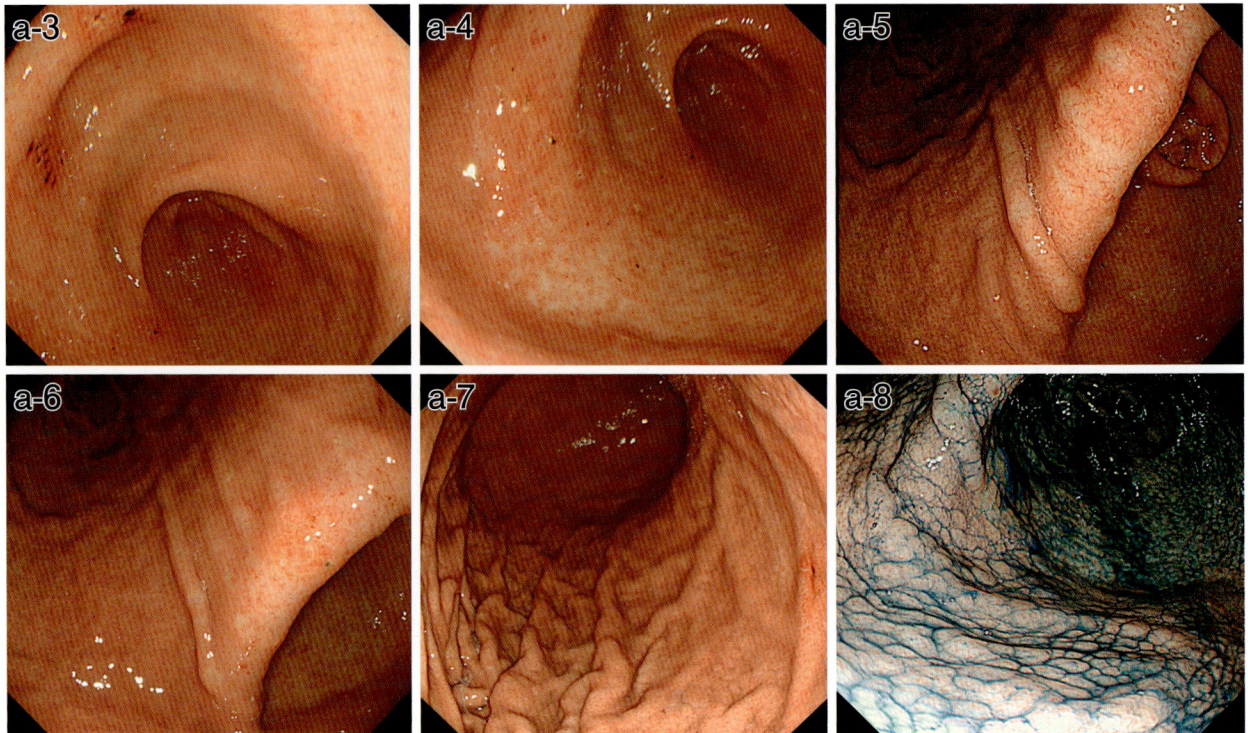

图1 病例A的附加图像

（a-6、a-7转载自参考文献[6]）

参考总论Ⅲ
→第107页

答 案 ▶ 1）病例A

解 析

病例A：Helicobacter suis胃炎

该患者是40多岁的男性。病例A已经进行了相当严格的Hp相关检查，所有结果均为阴性，且没有Hp根除史。因此，仅就Hp感染状况而言，可以认为是未感染或既往感染。然而，在图像a-2中，胃小弯部位密集存在铺路石样黏膜的小隆起。而且题目中提到没有PPI等口服药物史。即使仅凭问题图像a-1和a-2，也应该注意到这并不是普通的Hp未感染或既往感染的情况。此外，关于a-1图像中胃窦部清晰可见的腺边界，将在后文进行讨论。

本例的附加图像见图像a-3～a-8。在胃窦部（a-3、a-4），散布着伴有含铁血黄素沉积的小片炎症。从胃角小弯到胃体下部小弯，可以看到结节状的黏膜凹凸（a-5、a-6）。在胃大弯（a-7），也可以看到问题图像a-2中出现的轻微铺路石样改变。此外，乍一看黏膜颜色正常，但RAC的表现很微妙（后文在第3章总论Ⅲ"NHPH胃炎"部分将展示本例的根除后观察结果，并指出存在轻度弥漫性发红）。通过图像a-8的色素分布，可以观察到胃小区单位的黏膜肿胀（胃小区水肿）。结合这些观察结果，可以推测整个胃都出现了炎症性变化，并且这种变化可能在胃体部更多见于深层而不是表层。

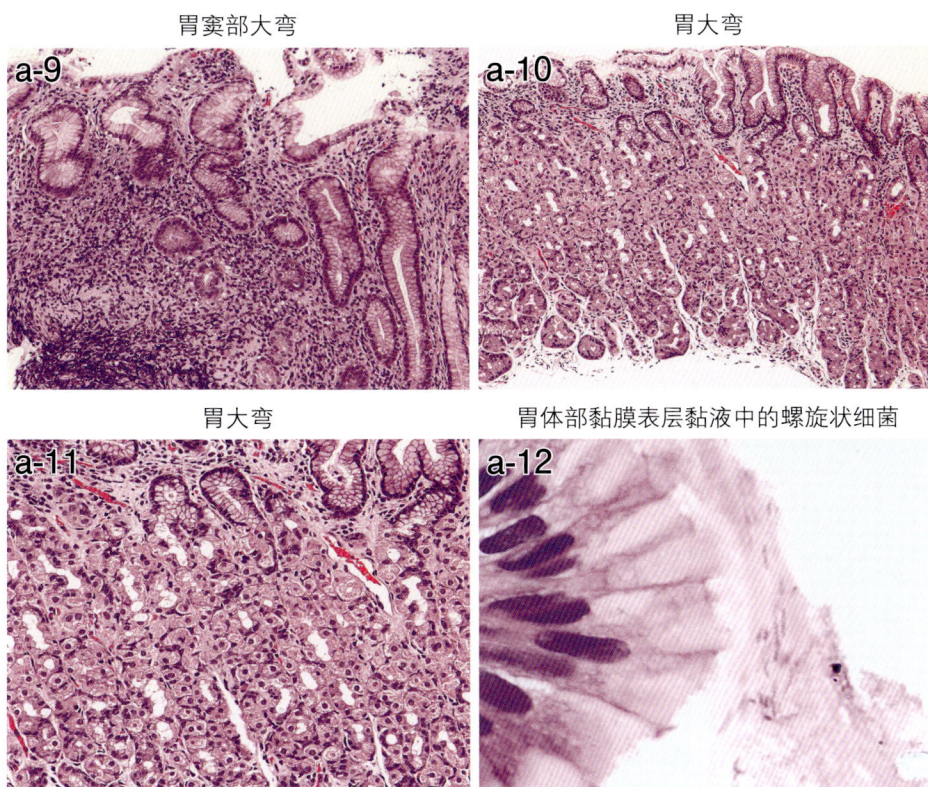

胃窦部大弯　　　　　　　　　　　　　　　　胃大弯

a-9　　　　　　　　　　　　　　　　　　　a-10

胃大弯　　　　　　　　　胃体部黏膜表层黏液中的螺旋状细菌

a-11　　　　　　　　　　　　　　　　　　a-12

图2　病例A的组织学观察和检查数据

通过RT-PCR法检出猪螺杆菌。

a-9：胃窦部大弯。可见全层性的以单核细胞、嗜中性粒细胞为主的较强炎症细胞浸润。

a-10：胃大弯。可见表层为主的轻度炎症细胞浸润。壁细胞层有增生的倾向。

a-11：可观察到壁细胞的轻度变性（假性肥大）。

a-12：在胃体部黏膜的表层黏液层中，可以清楚地看到许多具有螺旋形的细菌，这些细菌并没有黏附于上皮细胞。通过RT-PCR方法检测到猪螺杆菌。

　　病例的活检组织学图像如a-9～a-12所示。胃窦部观察到全层性的炎症细胞浸润（a-9），以单核细胞为主的炎症反应非常明显。而在胃体部也可以看到表层为主的轻度炎症细胞浸润。炎症细胞对固有层的浸润较少，但可以观察到壁细胞层的增生和壁细胞的轻度变性（假性肥大）（a-10、a-11）。在胃体部黏膜表层的黏液层中观察到大量螺旋形的杆菌（a-12），并通过RT-PCR方法鉴定为猪螺杆菌。尽管组织学上的胃炎主要影响胃窦部，但实际上是全胃性的胃炎。内镜观察到的铺路石样改变，很可能与壁细胞的改变有关。此外，在NHPH中，像本例这样在胃体部观察到铺路石样变化的病例报告并不多见。因此，可能不会立即联想到病例A是NHPH胃炎，但如果要选择一个必须进行活检的病例，那么非这个病例莫属。

病例B：Hp既往感染（萎缩边界C-1型病例）

　　该病例为一位60多岁的男性患者。以下是附加的图像资料。

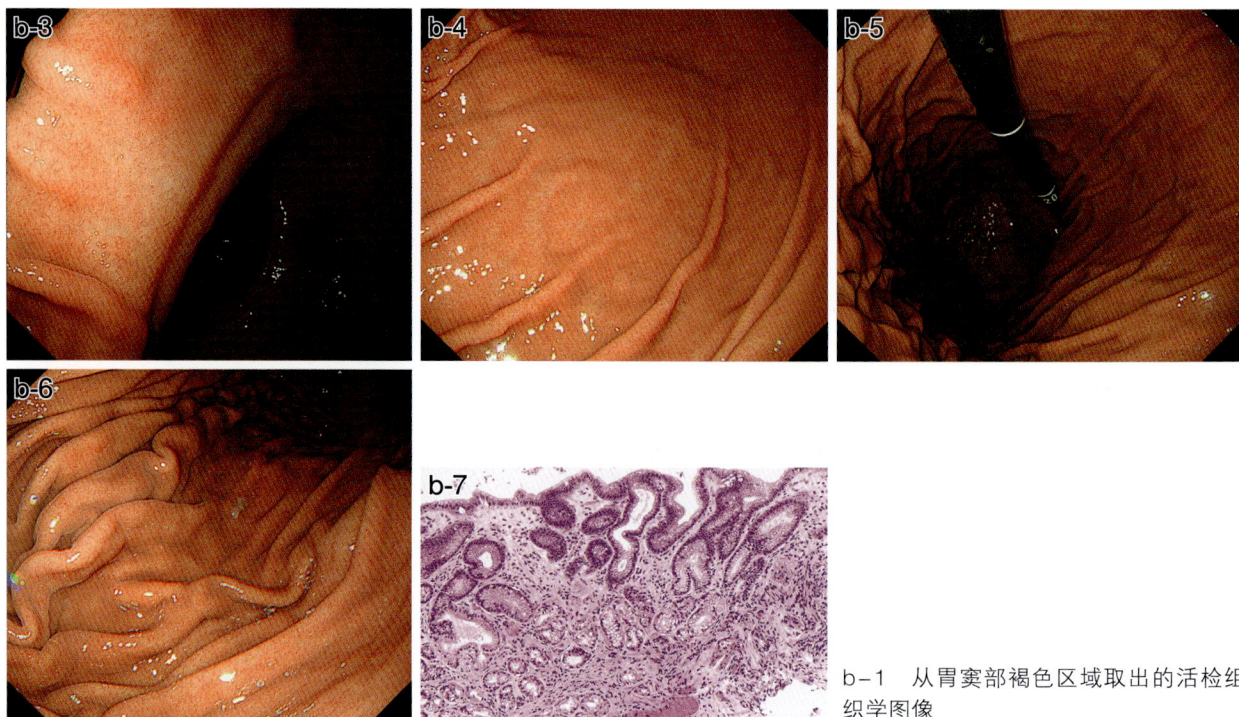

b-1　从胃窦部褐色区域取出的活检组织学图像

图3　病例B的附加图像

综合考虑b-1、b-2以及b-3~b-6，可以判断萎缩为C-1型，且为Hp未感染或既往感染。胃窦部褪色区域的活检组织图像（b-7）显示：存在以淋巴细胞为主的轻度慢性炎症细胞浸润，并伴有（假）幽门腺化生现象。没有发现活动期炎症（中性粒细胞浸润）。根据题目所提供的信息，Hp IgG抗体水平<3U/mL，^{13}C-UBT结果为0.3‰，并且患者没有接受过Hp根除治疗，因此可以推断为Hp既往感染（自然根除）的情况。

（b-3转载自参考文献[6]的图7，b-7转载自参考文献[7]的"萎缩"图4C）

正如之前提到的，在病例A的a-1图像中能清楚地看到腺边界，而在附加图像b-3中，胃角小弯部位似乎也可以看到腺边界。与图像b-2一样，在图像b-4~b-6中，胃体部也没有弥漫性发红，并且可以清晰地观察到RAC。而且，不存在病例A中观察到的凹凸变化，因此可以判断胃体部黏膜基本正常。

事实上，这类病例很难精确判断是从未感染过Hp，还是曾经感染过Hp但后来自然清除了。然而，如图像b-7所示，从胃窦部褪色区域采集的活检组织呈现出伴有轻度慢性炎症细胞浸润的（假）幽门腺化生现象。因此，我判断本例可能是Hp既往感染（自然根除）病例。尽管没有从胃体部取得活检样本，但可以推断出组织学上的胃炎分布表现为胃窦炎。

在实际临床中的常规内镜检查中，这可能是一个不需要活检的病例。

病例C：Hp未感染（C-0型病例）

该患者是60多岁的女性。如问题图像c-1、c-2所示，胃窦部略显褪色，但没有明确的腺边界，而是逐渐过渡到正常颜色的胃体黏膜。在附加图像c-3中，胃角小弯可见RAC，而在胃体部的附加图像c-4和c-5中，也可以看到伴有RAC的光泽正常的胃体黏膜。可以判断本例为未感染Hp的正常胃。没有进行活检。

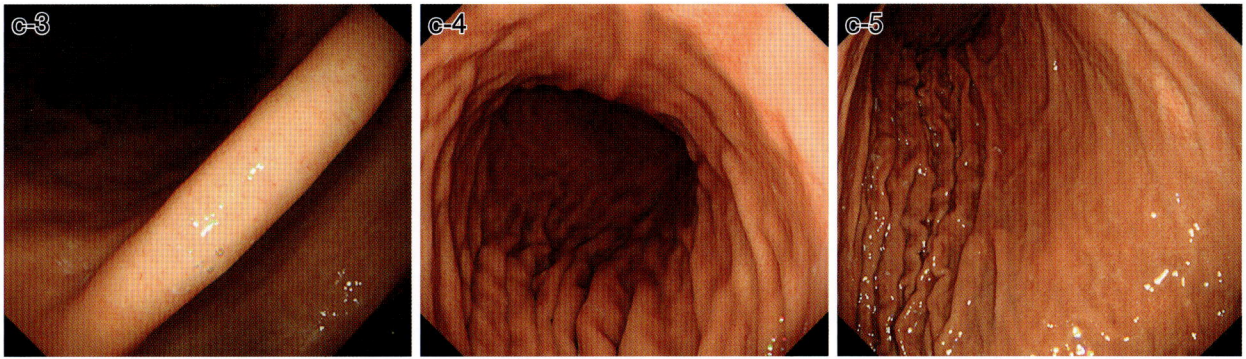

图4 病例C的附加图像

解析 总结和补充

参考总论Ⅲ
→第104页

综上所述，能够观察到包括NHPH在内的任何异常情况，并且需要进行活检的只有病例A。有关NHPH胃炎的概要，请参考第3章**总论Ⅲ**中关于"NHPH胃炎"的内容。

回答正确的人，是否是在理解了这3个病例的病理差异的基础上，得出答案的呢？

本问题的另一个着重点是观察胃窦部腺边界。虽然这3个病例的病理状况各异，但如果观察病例A（NHPH现症感染）与病例B（C-1既往感染），可以清楚地看到腺边界，仅从胃窦部来看，很难鉴别病例A和病例B。而病例C（C-0未感染）中，并没有观察到清晰的腺边界。如果胃窦部没有显示清晰的腺边界，并且连续地过渡到胃体部黏膜（C-0），那么判断为未感染Hp应该是没有问题的。这是因为胃窦部黏膜中幽门腺所占比例各不相同，这与从黏膜过渡带到胃底腺的连续过渡有关。根据这一点基本可以确定病例C未感染Hp。

参考讨论4
→第116页

另一方面，如果胃窦部出现局部炎症或者有过往炎症史，根据临床经验，通常会观察到腺边界变得更加清晰，只是目前似乎没有证据支持这一点（参见讨论4"胃窦部的炎症和萎缩"）。如病例A所示，NHPH的胃体部弥漫性发红通常较轻微，因此很难与C-1型萎缩边界的Hp既往感染病例进行鉴别。

关于病例C，不应被胃窦部略显褪色的外观所误导。正常的胃窦部颜色可能是正常颜色，也可能略显褪色。

问题9   两张图像均显示胃黏膜明显不平整。其中一例天然健康，无药物使用史；另一例正在接受胃食管反流病（GERD）治疗。哪个病例正在接受GERD治疗？

1）病例A   2）病例B

病例A   20多岁男性

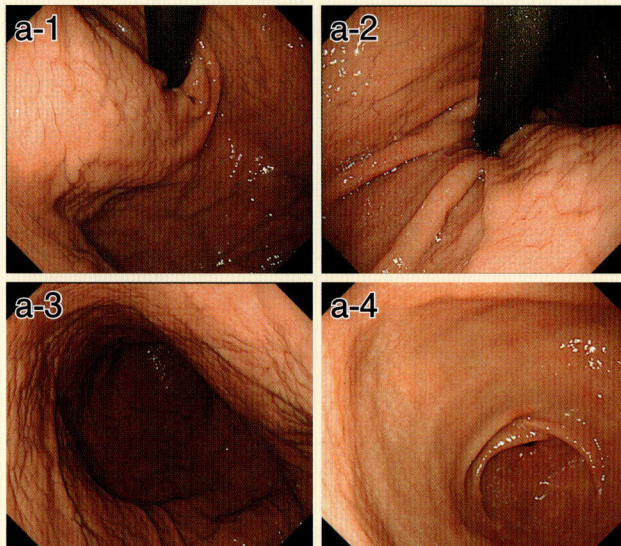

病例B   80多岁男性

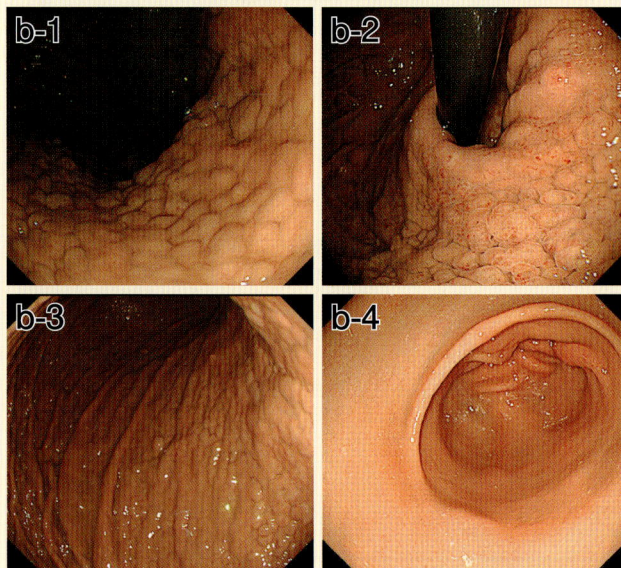

两个病例中，有一个病例正在接受GERD治疗，因此需要考虑药物对内镜图像的影响。另一个病例没有服用任何药物，因此可以应用常规的胃炎诊断。

两个病例都呈现出明显的凹凸不平，看起来"毛毛躁躁"的，但成因可能完全不同。

需要鉴别的是，未感染Hp的人服用PPI或P-CAB时可见的铺路石样黏膜，以及Hp现症感染的黏膜肿胀（mucosal swelling）。

如果知道病例A和病例B的Hp感染情况不同，这个问题就不难解答了。

答 案 ▷ **2）病例B**

解 析

病例A是Hp现症感染中观察到的黏膜肿胀

病例A的黏膜肿胀非常明显，似乎还有轻度弥漫性发红。在图像a-4中，胃窦部还可以看到轻微的鸡皮样改变。萎缩表现不明显，这是一个典型的年轻人常见的Hp现症感染病例。

黏膜呈现出厚重且毛毛躁躁的外观，这是由于炎症细胞的浸润和水肿导致黏膜的小区结构变得更加明显。Hp现症感染所引起的黏膜肿胀通常较为轻微，因此常被忽视，但有时也会像本例一样表现得比较明显。成功根除Hp后，症状就会消退。

通常情况下，Hp感染与反流性食管炎的发病往往呈负相关。

a-1 Hp根除前   Hp根除7个月后

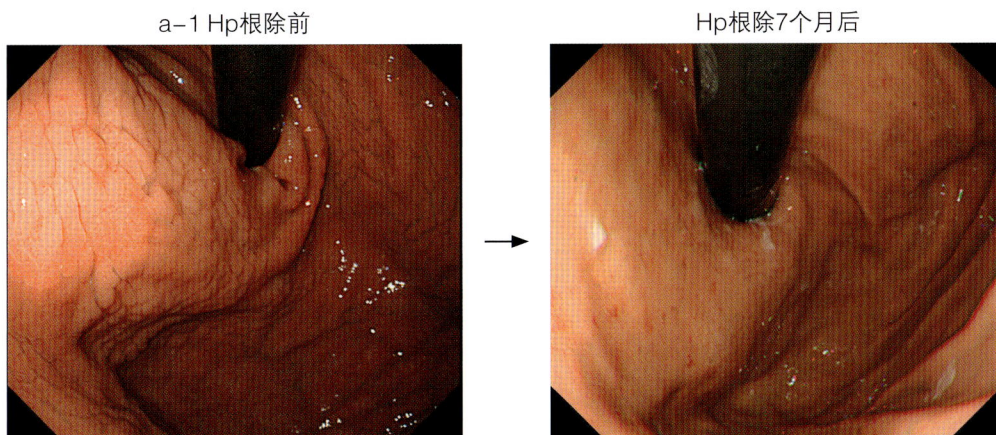

图1 病例A图呈现的是Hp现症感染引起的黏膜肿胀

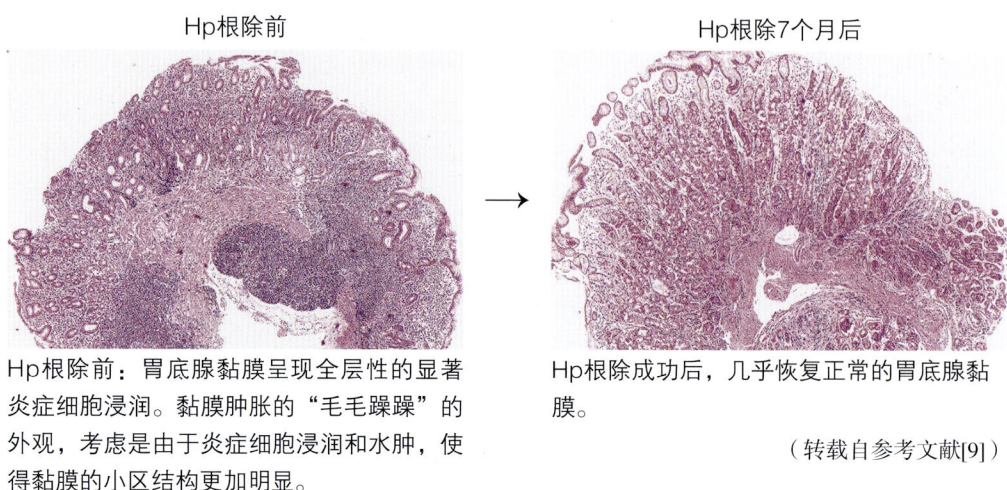

Hp根除前 　　　　　　　　　　　　　　Hp根除7个月后

Hp根除前：胃底腺黏膜呈现全层性的显著炎症细胞浸润。黏膜肿胀的"毛毛躁躁"的外观，考虑是由于炎症细胞浸润和水肿，使得黏膜的小区结构更加明显。

Hp根除成功后，几乎恢复正常的胃底腺黏膜。

（转载自参考文献[9]）

图2　病例A的胃大弯侧活检组织学图像

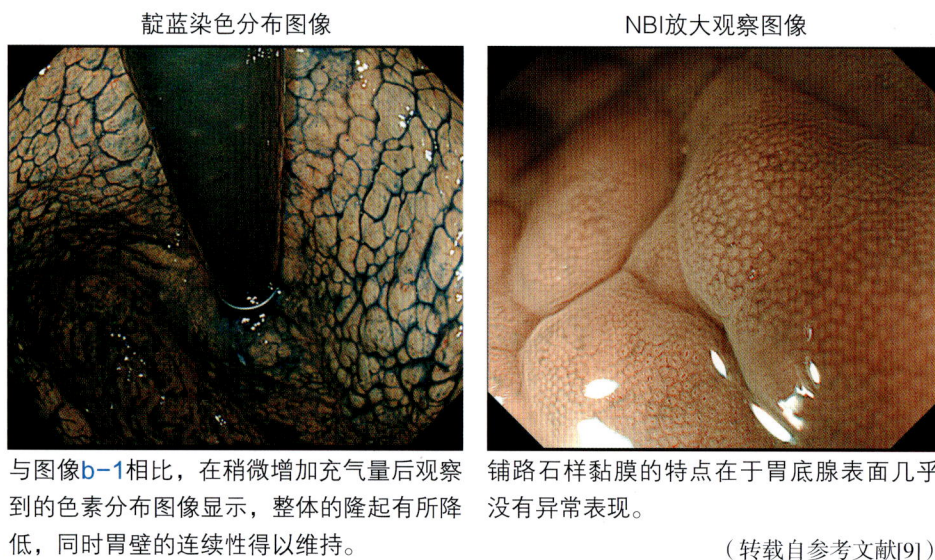

靛蓝染色分布图像 　　　　　　　　　　　NBI放大观察图像

与图像b-1相比，在稍微增加充气量后观察到的色素分布图像显示，整体的隆起有所降低，同时胃壁的连续性得以维持。

铺路石样黏膜的特点在于胃底腺表面几乎没有异常表现。

（转载自参考文献[9]）

图3　病例B正在服用PPI

病例B　答案与解析

病例B因反流性食管炎，已经连续服用PPI超过3年。

Hp血清IgG抗体＜3IU/L，UBT（尿素呼气试验）0.4‰（在停止服用PPI一个月后进行），Hp粪便抗原阴性，空腹时血清胃泌素值为427pg/mL（正常值30～150pg/mL）。没有接受过Hp根除治疗。

此病例表现为典型的"铺路石样黏膜"。铺路石样黏膜是一种在胃体部观察到的黏膜病变，其特点是存在许多扁平的、类似铺路石的凹凸不平的隆起。这种病变常见于未感染幽门螺杆菌且长期服用PPI或P-CAB的患者。

回顾问题图像b-1～b-3，可以看到在胃体部存在许多不同大小和各种形态的扁平隆起。隆起部分的色调与周围黏膜几乎相同，黏膜表面的特征也与周围黏膜相似。通过NBI放大观察可以发现，胃底腺表面几乎没有异常，这是其主要特点。

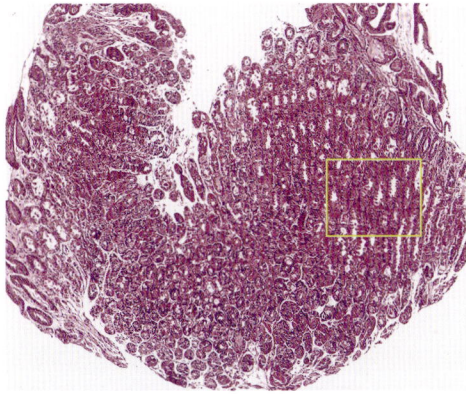

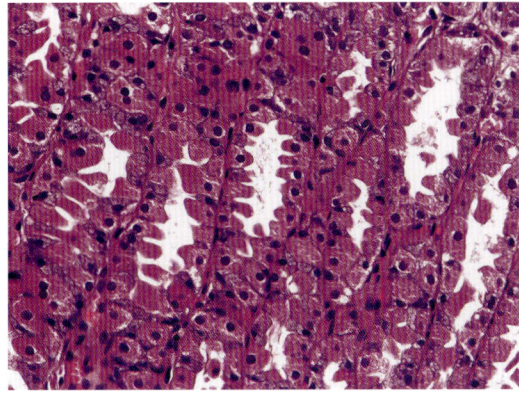

铺路石样黏膜隆起的组织学基础主要是固有腺体壁细胞层的增生。小凹上皮没有显著变化，几乎没有炎症细胞浸润。

腺管腔出现扩张，伴随有壁细胞假性肥大（或突出）的变性表现。

图4　病例B的胃体部活检组织学图像

问题9　答案与解析

这里顺便提一下回答错误的矛盾之处。

假设病例A正在服用PPI，而病例B没有药物使用史，病例A如果是Hp现症感染，那么在PPI的影响下可能会出现弥漫性发红减弱的状态，但是Hp现症感染加上PPI几乎不会导致铺路石样改变。

另外，病例B没有药物影响，没有出现弥漫性发红，因此可以考虑是Hp未感染或者既往感染。但是，不论是哪种情况，都不太可能出现如此明显的黏膜肿胀或铺路石样黏膜改变。

参考总论IV
→第120页

与PPI治疗相关的病变被称为PPI相关性胃病，其中包括铺路石样黏膜、胃底腺息肉的增生、多发性白色扁平隆起、黑斑、网状黏液分泌以及发红等现象。详情请参考第3章总论IV "PPI相关胃病、嗜酸性粒细胞性胃炎"。

问题10   2例均为呈现红色调的隆起性肿瘤样病变。哪一例与背景黏膜的组织学图像正确匹配？

1）内镜A和组织C、内镜B和组织D为同一病例
2）内镜A和组织D、内镜B和组织C为同一病例

※附加问题：根据背景黏膜组织学图像，推测内镜下病例B的诊断名称是什么？

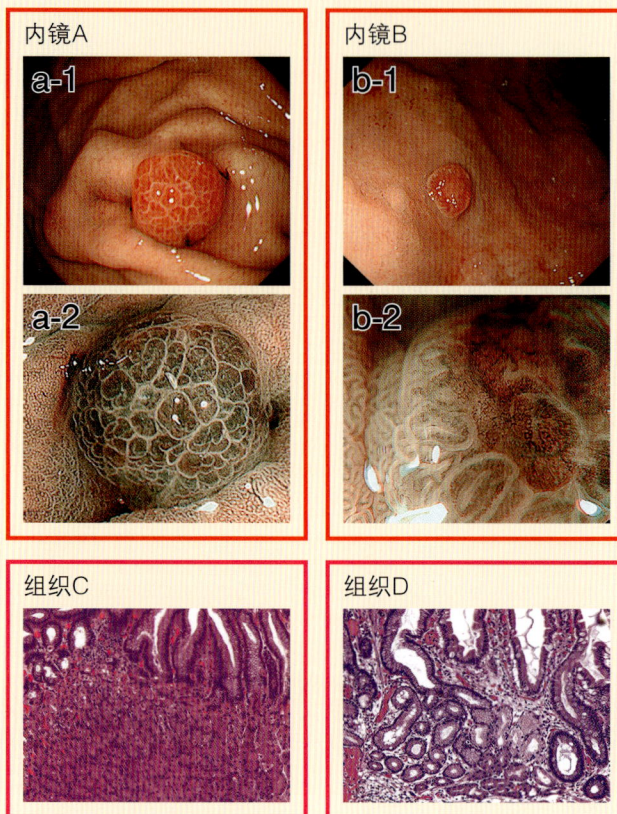

内镜A   a-1   a-2
内镜B   b-1   b-2
组织C   组织D

思考的关键点

这是一个关于鉴别发红的肿瘤及其背景黏膜的问题。由于内镜图像中包含背景黏膜，因此解答本身相对容易。反过来，希望根据背景黏膜的组织学图像给出每个病例的诊断名称。

内镜A显示出脑回征和乳头状混合的大型腺体结构，明显是上皮性肿瘤。在可见范围内，背景黏膜颜色正常，RAC阳性，推测未感染Hp。诊断这种在特定背景黏膜上发生的典型肿瘤相对容易。当然，背景黏膜的组织学图像应该选择显示没有炎症和萎缩的胃底腺组织学图像。

内镜B呈现出平坦的隆起性病变，隆起的边缘相对陡峭。通过NBI放大图像观察，隆起的边缘被非肿瘤性黏膜覆盖，具有黏膜下肿瘤的特征。肿瘤顶部有一个清晰的凹陷，可以看到凹陷内部血管的走行和形状不规则。仅凭这张图片，要确定肿瘤的性质可能有些困难。但在选定的背景黏膜组织学图像中，有提示诊断肿瘤的线索。

解 析

问题10的内镜下病例A的解析

内镜下病例A是典型的所谓"树莓样"小凹上皮型胃肿瘤（foveolar-type gastric neoplasia with raspberry—like appearance）。小凹上皮型胃肿瘤是胃表型呈向小凹上皮细胞分化的上皮性肿瘤。大多数Hp未感染的胃表面呈现红色、颗粒状，外观类似树莓，因此被称为"树莓样"小凹上皮型胃肿瘤。此外，小凹上皮型胃肿瘤（foveolar-type gastric neoplasm）中，还有一种表现为白色扁平隆起的类型。在日本，考虑到胃型肿瘤的潜在恶性程度，通常被诊断为癌症，但多为非浸润性。在WHO分类（2019年）中，这类肿瘤被归类为小凹上皮型胃腺瘤（foveolar-type gastric adenoma）。

图像a-1和a-3显示的是一个大约3mm大小、呈亚蒂型的发红隆起。周围的胃底腺黏膜没有萎缩的迹象，看起来像未感染Hp。

图像a-2：在NBI放大图像中，可以看到脑回征和乳头状混合的大型腺体结构，白区（white zone）清晰可见，且有较宽的窝间部。在提供的图像中，虽然血管看起来不清晰，但似乎有增生。

图像a-4：肿瘤区域的组织学图像表现为具有管状和乳头状腺体结构的高分化腺癌，与小凹上皮细胞相似。

图像a-5：肿瘤部位对MUC5AC呈强阳性，而MUC6、MUC2、CD10呈阴性，从而可以确定该肿瘤为小凹上皮型胃肿瘤。

背景黏膜如图像组织C所示，看起来与正常的胃底腺相似。组织C中的小凹上皮表现出了轻微的过度增生。

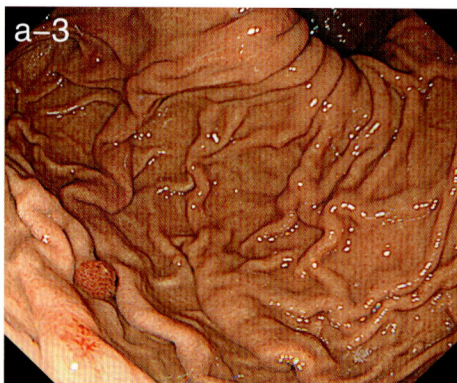

a-3

a-4

肿瘤部位的全景图像

肿瘤部位的放大图像

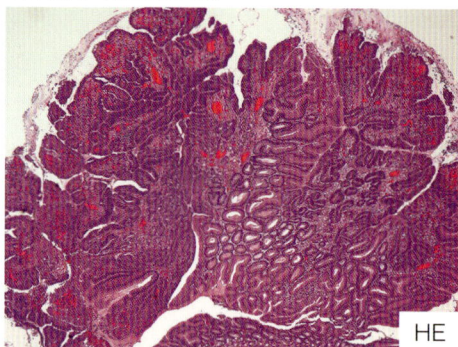

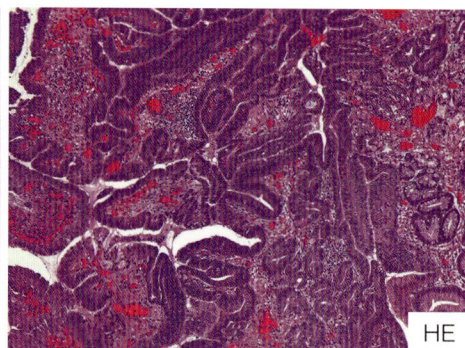

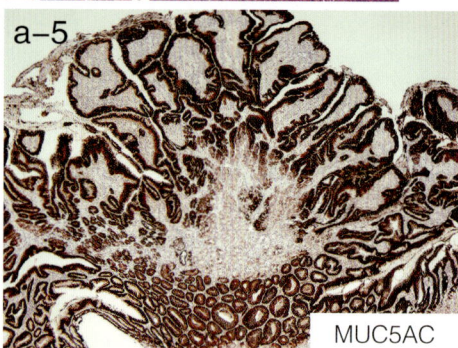

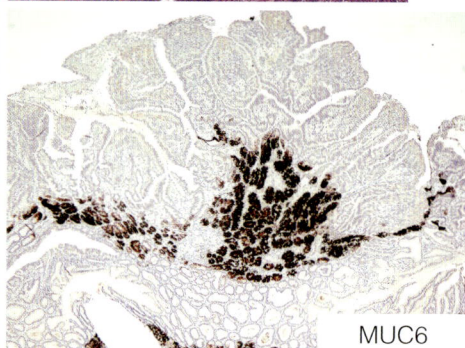

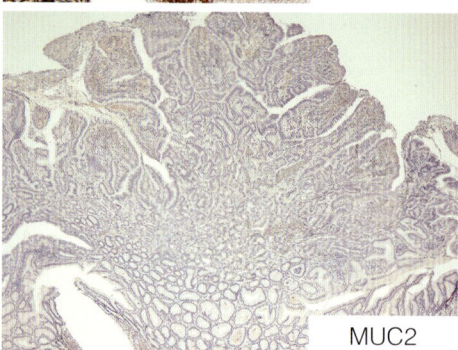

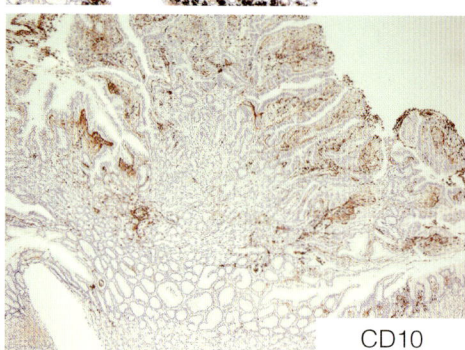

HE

HE

a-5

MUC5AC

MUC6

MUC2

CD10

图1　内镜下病例A

问题10的内镜下病例B的解析

内镜下病例B是在萎缩性胃炎背景下发生的Ⅰ型神经内分泌肿瘤。这种肿瘤通常起源于黏膜深层的内分泌细胞，并经常向黏膜下层发展，多数情况下呈现为上皮下肿瘤的形态。有些病例如本例所示，可观察到中心部位发红、凹陷以及血管扩张等现象。通常，与萎缩性胃炎相关的胃神经内分泌肿瘤（neuroendocrine tumor carcinoid，NET）的恶性程度较低，且长期预后通常较好。对于本例，由于观察到随时间变化的形态学改变，因此实施了内镜黏膜下剥离术（ESD）。

b-4、b-5：从组织学角度来看，这些细胞具有类似圆形的细胞核和嗜酸性、略显颗粒状的细胞质，它们围绕着毛细血管，形成了条索状或小巢状的结构。几乎没有观察到核分裂现象，但可以看到核的大小存在差异。最终诊断结果显示为：M、Gre、2mm×2mm、pT1a（M）、Ly0、V0、pHM0、pVM0、EA。肿瘤部位整体对Chromogranin A呈阳性（b-5）。

在问题图像b-1中，背景黏膜的特征并不明显，但在充气量增加后的图像b-3中，可以明显看出是严重萎缩的胃底腺黏膜。此外，即使仅凭图像b-1也不可能选择没有炎症和萎缩的组织C。

*附加问题的目的在于，如果能够识别出组织D中黏膜深层出现的由ECL细胞聚集引起的结节状增生（ECM），就可以推断出本例是在萎缩性胃炎的基础上发生的Ⅰ型神经内分泌肿瘤。b-6展示了背景黏膜的Chromogranin A染色图。值得注意的是，本例中的背景黏膜（组织D）呈现显著的萎缩，伴有肠上皮化生（IM）和假幽门腺化生，这相当于萎缩性胃炎和AIG的晚期阶段。

本例的PCA为40倍，胃泌素（Gastrin）水平为4700pg/mL。

（本问题中所提供的肿瘤组织学图像，来自加古川中央市民医院病理诊断科的今井幸弘医生慷慨提供的资料，并得到今井医生提供的专业诊断和宝贵意见。）

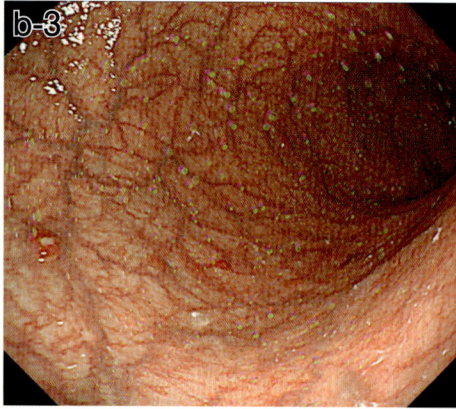

b-3

肿瘤部位的放大图像

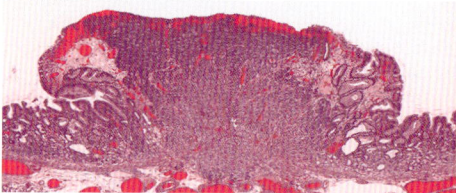

b-4

肿瘤部位的全景图像

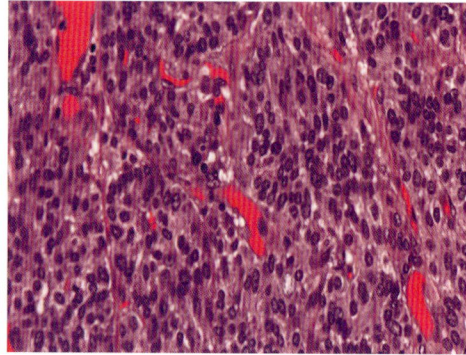

b-6　背景黏膜

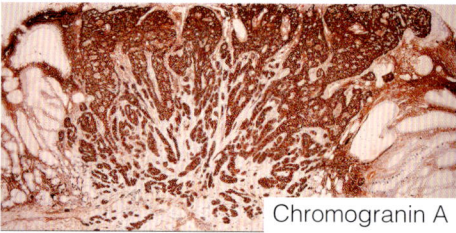

Chromogranin A

b-5　肿瘤部位

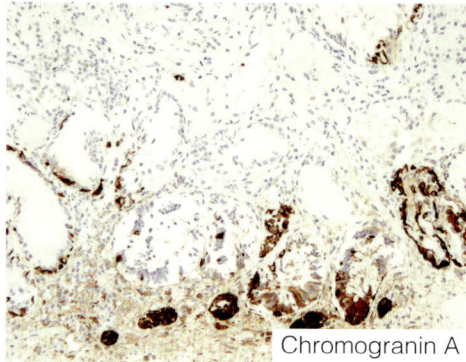

Chromogranin A

图2　内镜下病例B

问题11　2例都是隆起性病变，隆起平缓，中心略微凹陷。哪一例与背景黏膜的组织学图像正确匹配？

1）内镜A和组织C、内镜B和组织D为同一病例

2）内镜A和组织D、内镜B和组织C为同一病例

※附加问题：根据背景黏膜组织学图像，推测内镜下病例A和病例B各自的诊断名称是什么？

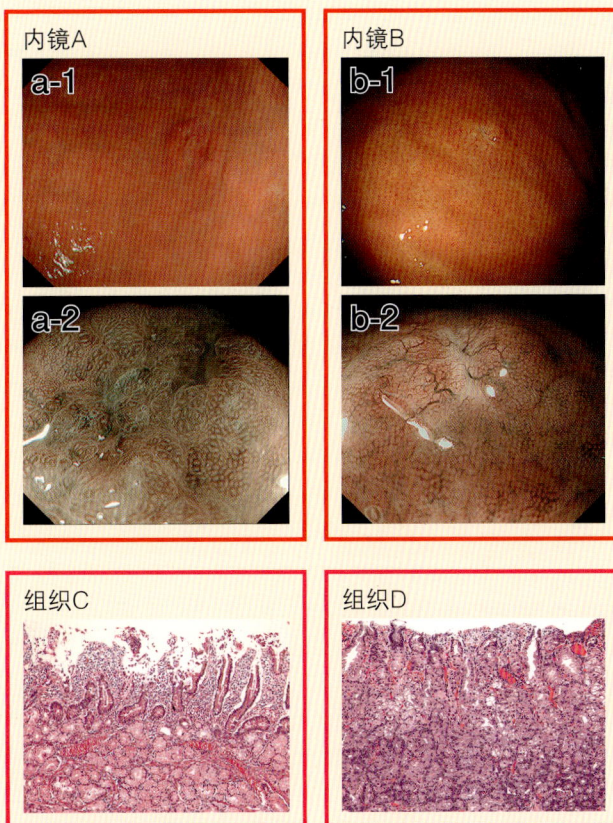

内镜A　a-1　a-2

内镜B　b-1　b-2

组织C

组织D

思考的关键点

　　2例都表现为轻微隆起的病变，且隆起边缘较为平滑。在NBI放大观察下，很难判断这些隆起是肿瘤性质的还是非肿瘤性质的。

　　内镜下病例A呈现出微小结节状平坦隆起聚集的外观。结节内部有轻微的发红和凹陷。在NBI放大观察图像中，隆起的周围部分显然是非肿瘤性黏膜，内部的凹陷部分也很难指出明显提示肿瘤的表面结构和血管结构异常。病变的主要部位似乎位于上皮下。内镜下观察到的背景黏膜有弥漫性发红。

　　在NBI放大观察下，病例B仍然不显示明显的肿瘤变化。内部的白区（white zone）有可能是之前活检留下的瘢痕。背景黏膜在内镜下看起来颜色正常，RAC检测呈阳性。

　　由内镜图片可以明显看出背景黏膜的差异，因此即便无法直接对病变进行诊断，也不难选择背景黏膜的组织学图像。但还是希望尽可能准确诊断肿瘤。

解　析

问题11的内镜下病例A的解析

病例A的内镜诊断为Epstein-Barr（EB）病毒相关的胃癌。一般来说，在早期胃癌中，凹陷型较为常见，但也有一些情况，比如本例，可能会呈现为黏膜下的肿瘤样形态或隆起型（0-Ⅱa型）。

a-3：相比题目中的图像（a-1），2个月后的内镜图像的凹陷更为明显。

a-4：通过内镜超声（EUS）检查，可以观察到在第2层和第3层有多个结节状低回声区域。

a-5：肿瘤区域的全貌。怀疑有黏膜下层（SM）浸润，因此进行了外科切除。病变30mm×30mm，病理分期为por、pT1b（SM）、Ly0、V0、pN0。

a-6、a-7：在黏膜下层可以看到周围有淋巴滤泡的局部淋巴细胞浸润层，其中散布着索状和小巢状的上皮样细胞团，即所谓的伴淋巴样间质的胃癌（carcinoma with lymphoid stroma）。

a-8：通过EBER1原位杂交法，在所有癌细胞的细胞核中清晰地观察到EBER1的信号。

关于与Epstein-Barr病毒（EBV）相关的胃癌，虽然有许多报告指出其背景黏膜中常常伴随有由幽门螺杆菌引起的萎缩性胃炎，但这一点尚无定论[11]。此病例的Hp IgG抗体水平为42U/mL，从内镜图像来看，也属于Hp现症感染病例。如a-6所示的组织学图像，黏膜表层仍然残留有非肿瘤性的小凹上皮，同时有类似淋巴细胞的肿瘤细胞的明显浸润，这加大了内镜下诊断肿瘤的难度。

该题答案是组织C，可以观察到黏膜表层存在明显的炎症细胞浸润。

2个月后的内镜图像

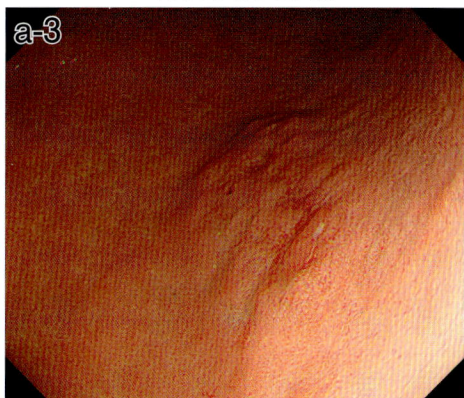

a-3

EUS图像

a-4

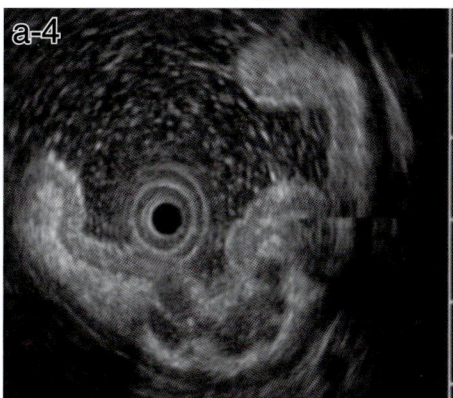

肿瘤部位的全景图像

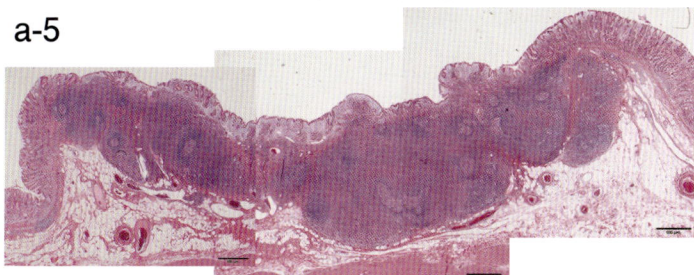

a-5

肿瘤表层部分

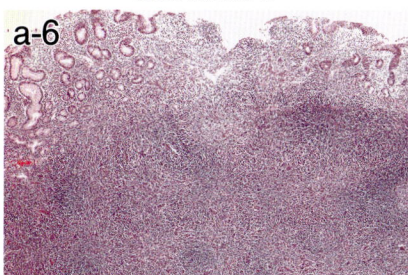

a-6

肿瘤部位的放大图像

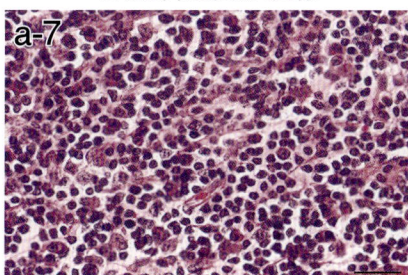

a-7

EBER-ISH图像

a-8

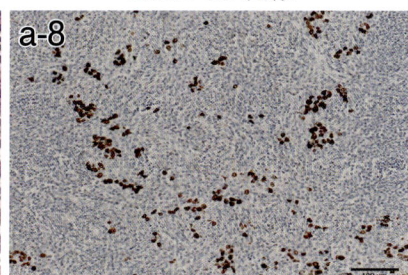

图1　内镜下病例A

问题11的内镜病例B的解析

内镜下病例B为胃底腺型胃癌。这是一种低异型腺癌，分化成类似主细胞和壁细胞的形态，通常见于未感染幽门螺杆菌的病例。小型病变通常呈现褐色的外观，而随着尺寸的增大，往往会表现为发红的黏膜下肿瘤样隆起性病变[12]。肿瘤主体位于胃的固有层，并且呈现出向黏膜表层推挤非肿瘤性小凹上皮的趋势，而在深层，肿瘤往往在缺乏显著间质反应的情况下，呈现膨胀性生长。

问题图像b-1、b-2：病变位于正常的（未感染Hp）胃底腺区域，呈现为平坦隆起，具有上皮下肿瘤样外观。隆起区域的腺体结构通常呈圆形，但小凹和窝间似乎有轻微的扩张。血管朝向中心部位扩张。

图像b-3、b-4：ESD过程中拍摄的肿瘤区域全景图像显示，固有层内存在不规则排列和分叉的腺体增生。部分区域伴有约100μm的黏膜下层浸润（如图中央或稍偏右下方）。肿瘤部位的黏膜表层几乎被非肿瘤性小凹上皮所覆盖。

肿瘤部位的全景图像

肿瘤部位的放大图像（×200）

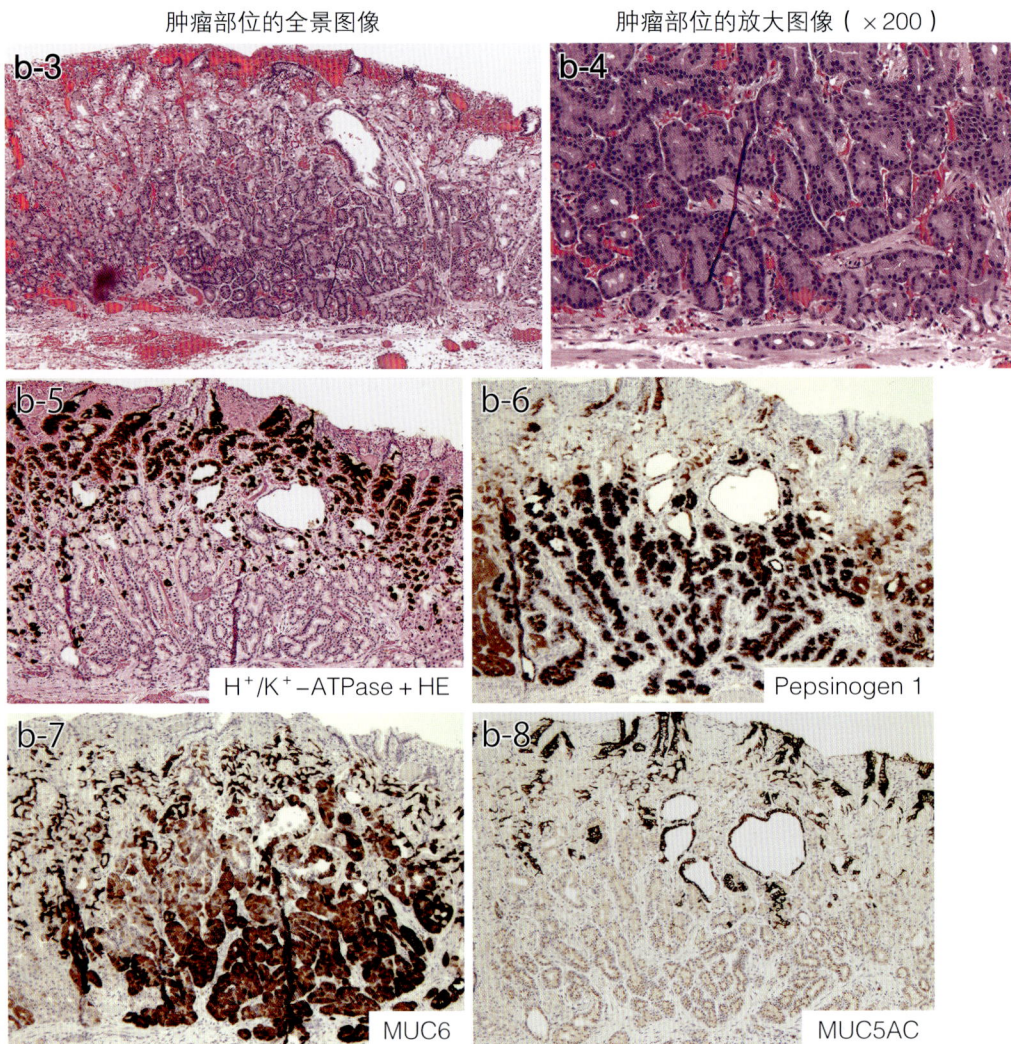

图2　内镜下病例B

图像b-5～b-8：在肿瘤部位，H$^+$/K$^+$-ATPase、Pepsinogen 1、MUC6呈阳性，具备了该肿瘤的特征。

问题的答案是选择正常的胃底腺，即组织D。

此外，胃底腺区域的胃型低异型度肿瘤还包括胃底腺黏膜型胃癌（伴有小凹上皮样分化）、小凹上皮型胃肿瘤（包括在问题10中提到的呈现树莓样外观的类型和呈现白色扁平隆起的类型）。

（本问题中所提供的肿瘤组织学图像，来自加古川中央市民医院病理诊断科的今井幸弘医生慷慨提供的资料，并得到今井医生提供的专业诊断和宝贵意见。）

第3章

总 论

I Hp胃炎内镜诊断要点

内镜医生需要能够通过内镜区分*Helicobacter pylori*（以下简称Hp）未感染、Hp现症感染、Hp既往感染（根除治疗成功和自然根除）这3种情况。也许会有人提出这样的意见：不必过于依赖内镜进行诊断，毕竟有各种Hp检测方法，结合询问Hp根除史等，全面判断不是更好吗？

然而，事实并非如此。Hp检测的误用和误解层出不穷，因此出现了各种问题。例如仅因为检测到Hp抗体水平较高，就对既往感染Hp的患者进行根除治疗；或者因为正在服用PPI的患者^{13}C–尿素呼气试验结果为阴性，就不建议进行根除治疗，即使实际上可能是Hp现症感染。即使患者未服用PPI，^{13}C–尿素呼气试验在萎缩性胃炎中有时也会呈现阳性结果，这使得它作为检测Hp感染的金标准的有效性受到质疑。尽管有人提倡强化病史询问，但实际上这种方法并不可靠。即便患者自认为已经成功根除幽门螺杆菌，他们对于根除治疗的具体评估方法也可能记忆不清；或者在未进行根除治疗的情况下，自然根除的现象也较为常见。因此，在评估Hp感染状态时，应优先考虑内镜下的观察结果，而非血清学检测和病史询问。

为什么通过内镜区分Hp未感染、Hp现症感染和Hp既往感染这3种状态很重要？理由是显而易见的，因为这3种状态下胃癌的风险存在显著差异。此外，对于Hp现症感染者，有必要推荐进行Hp根除治疗。另一个原因是内镜检查的普及。在体检时，往往不具备进行额外Hp检测的条件，然而，内镜医生有责任当场为患者提供恰当的医疗建议（推荐Hp根除治疗、指导定期随访间隔）。

内镜医生应努力提升自己的专业技能，争取仅通过内镜检查就能诊断幽门螺杆菌感染情况。

1. 不理解应优先观察的表现，就无法应用"京都胃炎分类"

对Hp诊断出现错误，通常是因为在同一个病例中同时观察到了幽门螺杆菌未感染、现症感染和既往感染的表现。例如，第1章问题2的案例是Hp既往感染，但将其误诊为现症感染的人，可能捕捉到了点状发红（spotty redness）和皱襞肿大（enlarged fold）这些幽门螺杆菌现症感染的特征。实际上，仅仅根据"京都胃炎分类"[15]表格中列出的表现对应，并不能直接确立诊断。以第1章问题1中的病例为例来解释这一点。图 I –1再次展示了问题1的案例。如果仅将本例的表现与表格中列出的表现简单对应，就会如图 I –2所示，发现其符合Hp未感染、现症感染和既往感染的各种特征。这样是无法准确进行感染诊断的。为了确诊，必须辨别哪些是应该优先考虑的标新，哪些不是。那么，哪些表现应该优先考虑呢？

参考问题2→第3页

参考问题1→第2页

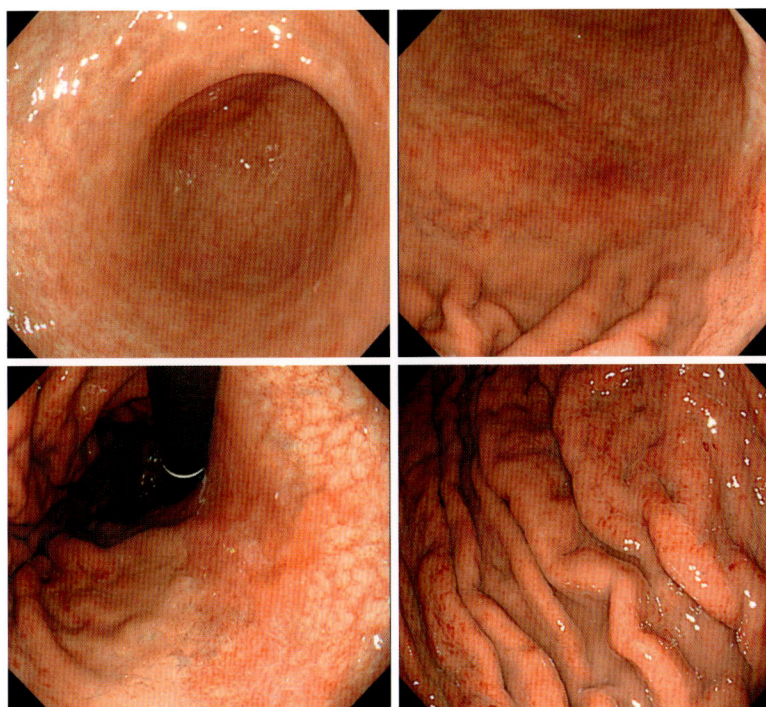

图 Ⅰ-1 问题1"答案与解析"的病例B的回顾

局限部位	内镜下表现	英语	*H. pylori* 感染	*H. pylori* 未感染	*H. pylori* 除菌后
整个胃黏膜	萎缩	atrophy	◎	×	◎~×
	弥漫性发红	diffuse redness	○	⊗	⊗
	小凹上皮增生性息肉	foveolar-hyperplastic polyp	○	⊗	○~⊗
	地图样发红	map-like redness	×	×	◎
	黄色瘤	xanthoma	○	⊗	○
	含铁血黄素	hematin	△	◎	◎
	脊状发红	red streak	△	○	○
	肠上皮化生	intestinal metaplasia	◎	×	◎~△
	黏膜肿胀	mucosal swelling	○	⊗	⊗
	斑状发红	patchy redness	◎	◎	◎
	凹陷性糜烂	depressive erosion	○	○	○
胃体部	皱襞肿大、蛇形	enlarged fold, tortuous fold	◎	×	×
	白色浑浊黏液	sticky mucus	○	⊗	⊗
胃体部~穹窿部	胃底腺息肉	fundic gland polyp	⊗	○	○
	点状发红	spotty redness	◎	×	△~×
	多发性白色扁平隆起	multiple white and flat elevated lesions	△	○	○
胃体下部小弯~胃角小弯	RAC	regular arrangement of collecting venules	⊗	○	⊗~△
胃窦部	鸡皮样改变	nodularity	○	⊗	△~⊗
	隆起性糜烂	raised erosion	△	○	○

○：经常观察到 ×：未观察到 △：有时观察到

图 Ⅰ-2 问题1与"京都胃炎分类"的对应

仅仅将本病例的内镜观察结果生硬地对应到"京都胃炎分类"中，会导致结果涵盖Hp未感染、Hp现症感染和Hp既往感染这3种情况，难以得出明确的诊断。

（图2的原始表格来源于参考文献[15]第20页的表1"京都胃炎分类"中Hp感染相关的黏膜表现）

2. 诊断Hp现症感染时，应优先考虑弥漫性发红和黏膜肿胀这两个表现

在Hp现症感染且尚未发生萎缩的区域，可以观察到中性粒细胞浸润和慢性炎症细胞浸润。如果幽门螺杆菌根除治疗成功，中性粒细胞浸润会消失，慢性炎症细胞浸润会减少。也就是说，中性粒细胞浸润的存在与否和慢性炎症细胞浸润的程度，是判断Hp现症感染还是既往感染的指标。直接反映这种炎症状态的内镜观察结果包括弥漫性发红（diffuse redness）和黏膜肿胀（mucosal swelling）。因此，根据这两个症状的存在与否，可以鉴别是Hp现症感染还是既往感染。也就是说，<u>Hp现症感染的基本所见是弥漫性发红和黏膜肿胀</u>（图Ⅰ-3）。此外，白色浑浊黏液（sticky mucus）也是幽门螺杆菌现症感染的一个特征表现，它在中性粒细胞浸润较为显著时容易出现，而在炎症程度较轻的情况下则较少出现。因此，不能仅根据是否存在白浊黏液来判断Hp感染，这种诊断方法只能作为辅助手段。此外，还需要将这种黏液与其他类型的黏液区分开来（参考第3章**总论Ⅱ**"自身免疫性胃炎的内镜诊断和组织学图像"）。

3. 有些观察结果可以用于诊断Hp感染，有些则不宜用于诊断

因此，<u>弥漫性发红和黏膜肿胀是Hp胃炎的典型临床表现，但萎缩（atrophy）、肠上皮化生（intestinal metaplasia，IM）、鸡皮样改变（nodularity）、皱襞肿大·蛇形（enlarged fold，tortuous fold）、点状发红等5种表现，不应当作为幽门螺杆菌感染状况诊断的依据。</u>萎缩、肠上皮化生、鸡皮样改变、皱襞肿大·蛇形是Hp感染后的继发性表现（图Ⅰ-3），但也可能不出现。萎缩和肠上皮化生是随着Hp感染的进展而出现的表现，即使成功根除Hp，这些症状往往也会长期存在。鸡皮样改变反映了淋巴滤泡的增生，同时，皱襞肿大·蛇形在组织学上是由炎症和增生引起的。这两个症状虽然会随着Hp的根除而逐渐好转，但这一过程需要时间。此外，点状发红可能如问题1所示，在根除治疗成功后仍然持续存在，或者在治疗后新出现。也就是说，萎缩、肠上皮化生、鸡皮样改变、皱襞肿大·蛇形、点状发红这5种表现，是Hp现症感染和既往感染的共同特征。

上述信息已汇总在图Ⅰ-4中。在整理过程中，参考了文献16的原始图，但并未包含"Hp既往感染"中的"黏膜肿胀的消退"。因为黏膜肿胀的消退很难作为独立的诊断依据。此外，在"Hp现感染·既往感染共同表现"的分类中添加了"点状发红"。关于这一点，请参考讨论2"弥漫性发红和点状发红的区别"。

参考讨论2
→第75页

图Ⅰ-5展示了1例典型的弥漫性发红的Hp现症感染病例（图Ⅰ-5a、b）。在Hp根除成功后，弥漫性发红消退了（图Ⅰ-5c、d）。

图Ⅰ-6展示了黏膜肿胀作为诊断Hp现症感染线索的病例。该病例在之前的两次内镜检查中被诊断为未感染Hp。在图Ⅰ-6a中，可以观察到类似RAC的表现。但同时观察到轻度弥漫性发红（图Ⅰ-6a、b），并伴有胃小区肿大的黏膜肿胀（图Ⅰ-6b）。在Hp根除

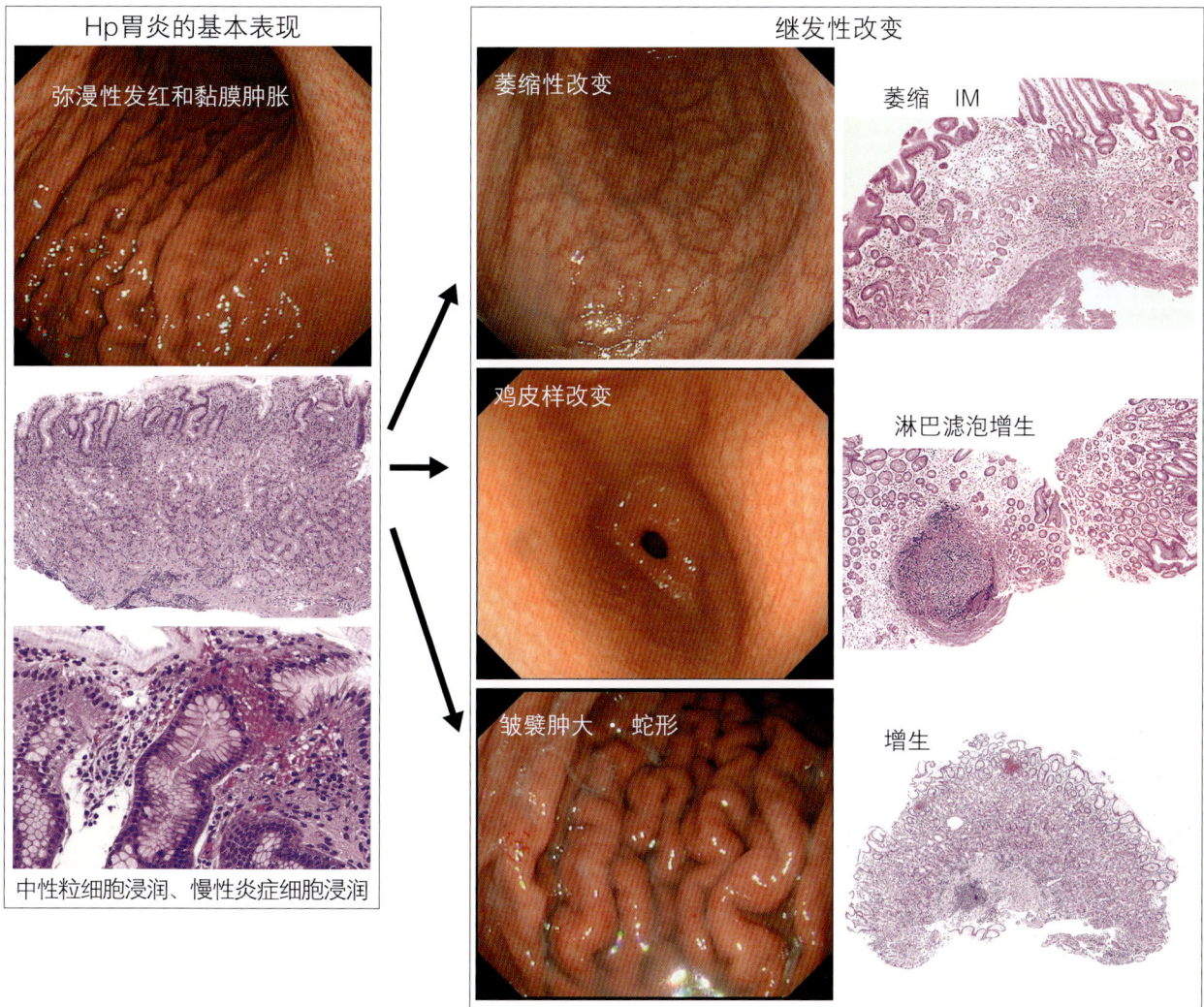

图 I-3　Hp胃炎的基本改变和继发性改变
中性粒细胞浸润的存在与否和慢性炎症细胞浸润的程度直接反映在弥漫性发红和黏膜肿胀上，这些是Hp胃炎的内镜下的基本表现。而萎缩、肠上皮化生、鸡皮样改变、皱襞肿大·蛇形是Hp感染后的继发性表现，也可能不会出现。此外，即使在Hp根除成功后，这些症状也可能难以改善或需要较长时间才能有所改善。

成功后的图 I-6c、d中，弥漫性发红和黏膜肿胀已经消退，RAC变得更加清晰。通过对比前后情况可以清楚地发现，在进行Hp根除治疗之前，患者有轻度弥漫性发红的现象。但是，如果只观察图 I-6a和b，是否能够在第一时间准确地做出诊断呢？笔者根据图 I-6b中黏膜肿胀的存在，进行了Hp抗体水平的测定和快速尿素酶试验（rapid urease test，RUT），从而确认了HP现症感染。在炎症较轻的情况下，即使是Hp现症感染，也会表现出轻度的弥漫性发红和类似RAC的现象。这时，观察黏膜肿胀有时有助于诊断。

Hp现症感染和既往感染的共同表现：不应用于Hp感染状况的诊断

Hp现症感染、既往感染共同表现

萎缩性改变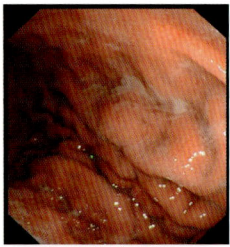

鸡皮样改变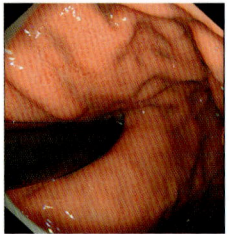

皱襞肿大、蛇形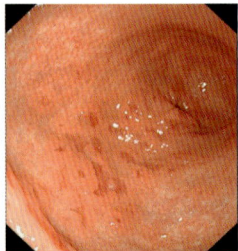

IM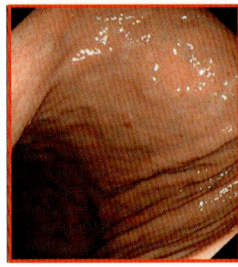

点状发红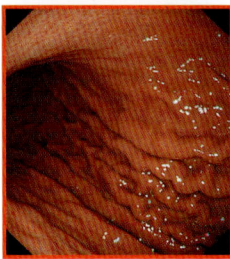

皱襞肿大·蛇形、鸡皮样改变在Hp根除治疗后会逐渐改善，而点状发红在Hp根除成功后可能仍然存在或新出现。

Hp未感染

正常色调有光泽的黏膜，直至胃角附近RAC（＋）。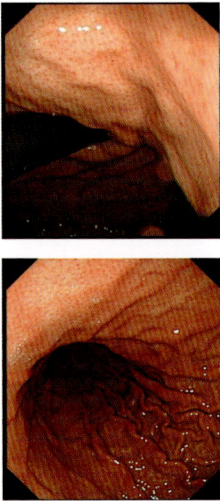

Hp现症感染

弥漫性发红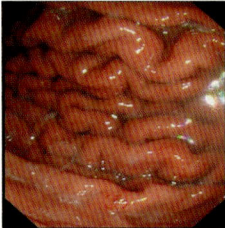

黏膜肿胀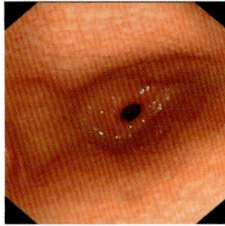

（白色浑浊黏液）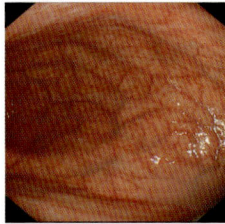

Hp既往感染

弥漫性发红消失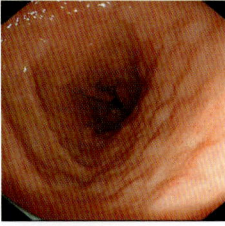

地图样发红明显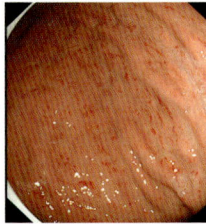

图 I-4 应用于Hp现症感染和既往感染的共同表现和不应用于诊断的表现

不应将Hp现症感染和既往感染的共同表现应用于Hp感染状况的诊断。

[引用自文献[16]"京都胃炎分类问答"第10～11页的图1"区分Hp感染的典型表现"（由寺尾秀一、加藤元嗣负责）并进行了修改]

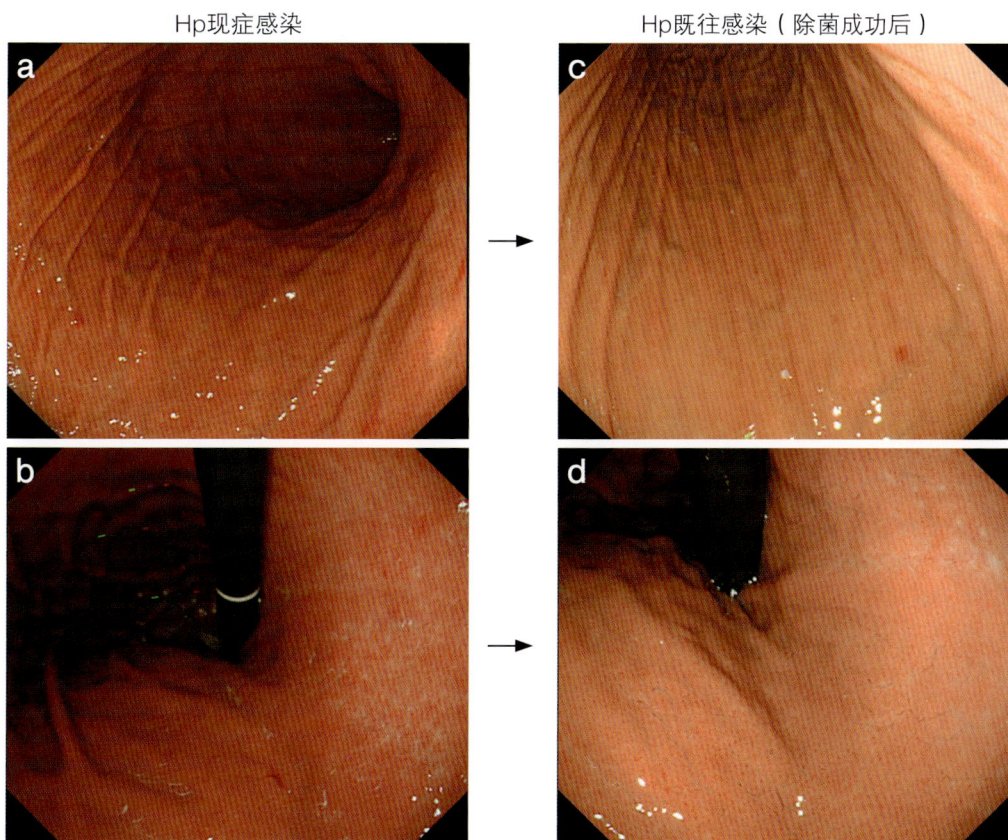

Hp现症感染　　　　　　　　　　　　Hp既往感染（除菌成功后）

图 I -5　弥漫性发红及其消退

a、b：典型的Hp现症感染病例，表现出高度的弥漫性发红。

c、d：在Hp根除成功后，弥漫性发红已经消退。

（转载自参考文献[17]）

　　我强调了弥漫性发红和黏膜肿胀是反映Hp现症感染炎症的关键表现。当然，炎症的程度有强有弱，内镜下观察到的症状也会相应变化，有时需要识别出弥漫性发红和黏膜肿胀的细微差别。识别这些细微变化的能力，在诊断早期（AIG）和（NHPH）胃炎时同样至关重要。

4. Hp现症感染为什么是"红色"的？——弥漫性发红的本质

　　这里对弥漫性发红的"红色"进行进一步解释。弥漫性发红的定义是"连续扩展的均匀发红黏膜"[15]，换句话说，它是一种边界不明显的模糊红色。红色调可能不均匀，关键是能看出整体上黏膜的红色增强。这与那些边界清晰、区域性散在的点状发红，或是被轻

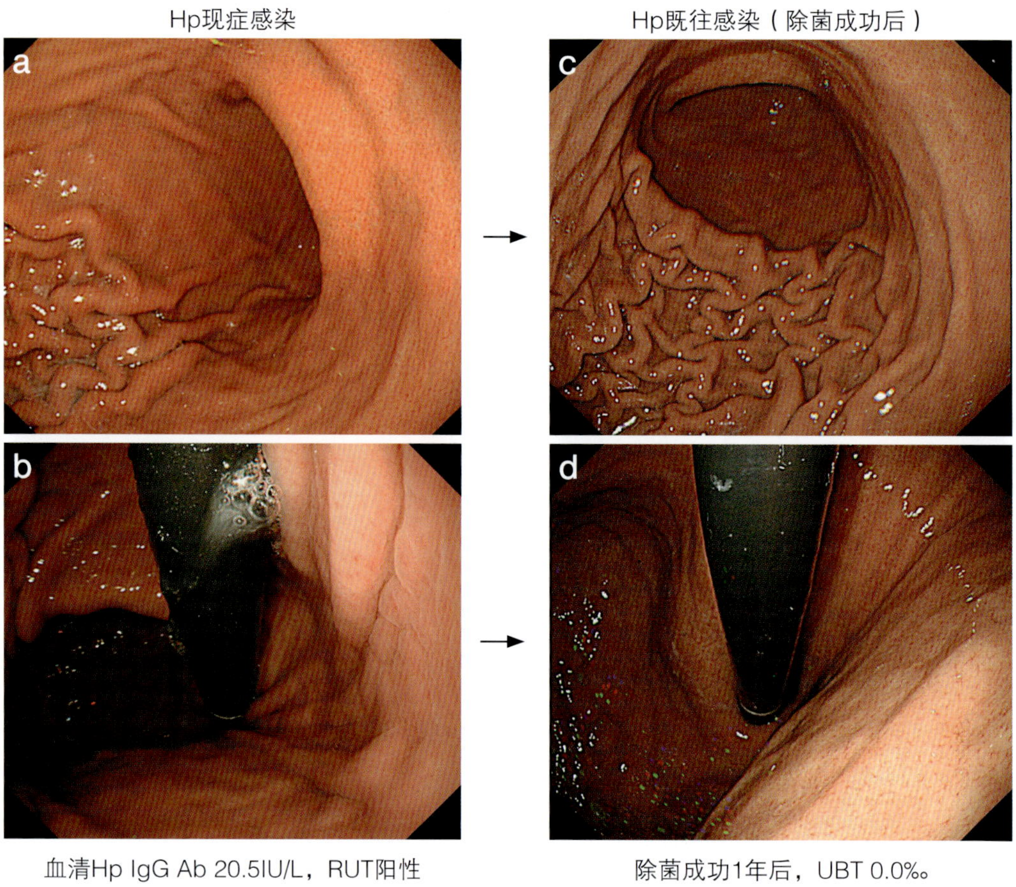
Hp现症感染
Hp既往感染（除菌成功后）
a
b
c
d
血清Hp IgG Ab 20.5IU/L，RUT阳性
除菌成功1年后，UBT 0.0%。

图Ⅰ-6　黏膜肿胀作为线索的病例

a、b：看似存在类似RAC的表现，弥漫性发红程度较轻。在b中注意到了黏膜肿胀和胃小区的肿大，因此实施了RUT试验。

c、d：成功根除Hp后的图像显示弥漫性发红已经消退，黏膜肿胀和胃小区的肿大同样有所减轻。同时，RAC变得更加明显。在炎症轻微的情况下，诊断Hp现症感染可能存在一定的难度。因此，如本例所示，关注黏膜肿胀和胃小区的肿大情况也至关重要。

（转载至参考文献[17]）

微隆起的白色调黏膜所包围、边界容易辨认的地图样发红明显不同。为什么有炎症时会伴随这样的红色调呢？图Ⅰ-7展示了NBI放大图像。在Hp现症感染时，毛细血管会增生和扩张，黏膜微结构出现紊乱，小凹边缘上皮的可视性降低，总体上在黏膜表层可以明显看到大量的血管和血流（图Ⅰ-7b）。在Hp根除治疗之后，上述所有变化均已恢复正常（图Ⅰ-7d）。该区域的组织学图像展示在图Ⅰ-8a中。可以观察到黏膜表层存在炎症细胞浸润和充血现象。在Hp根除成功3个月后，炎症细胞浸润已经消退，几乎恢复到正常的胃底腺状态（图Ⅰ-8b）。

由此可知，通常在普通光观察下所观察到的弥漫性发红的“红色”，实际上是由于炎症和充血导致的毛细血管扩张和增生，以及炎症引起的腺体结构和排列的紊乱，还有小凹

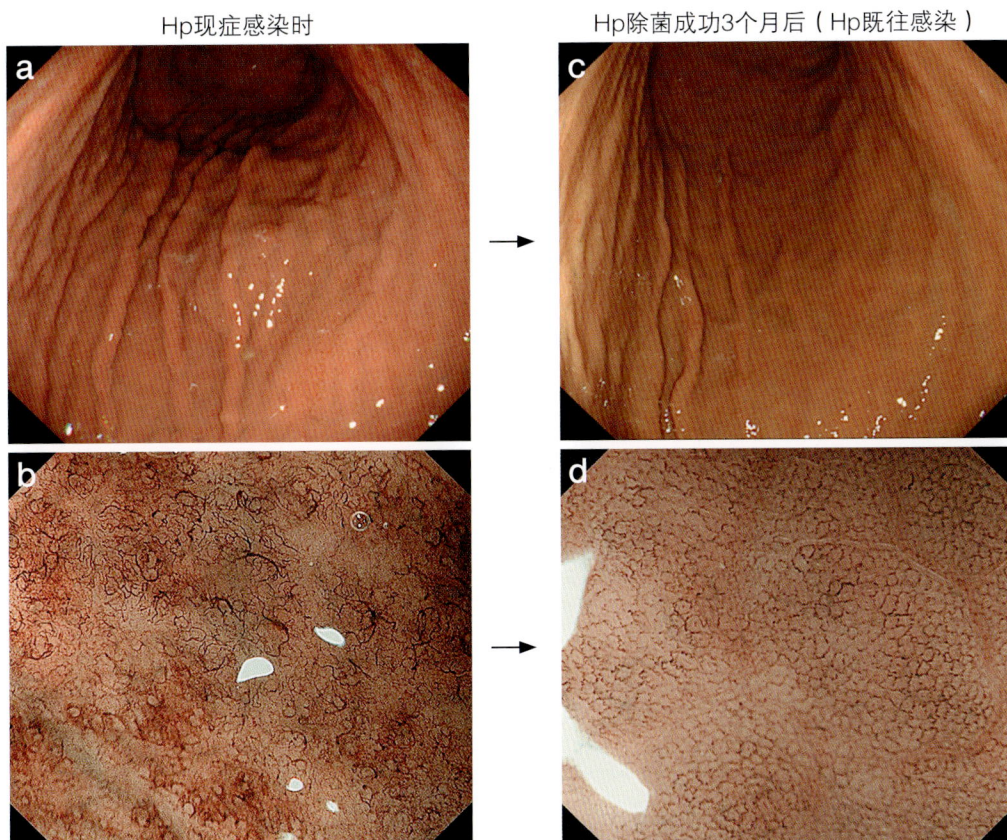

Hp现症感染时　　　　　　　　Hp除菌成功3个月后（Hp既往感染）

图 I-7　弥漫性发红的NBI放大图像及根除治疗后的变化

　　Hp现症感染时有弥漫性发红和轻度黏膜肿胀（a），而Hp根除成功3个月后，这些症状都消失了（c）。通过比较胃部的NBI放大图像，可以发现在Hp现症感染时（b），上皮下毛细血管增生和扩张，集合微静脉和毛细血管后微静脉不规则扩张，小凹间血管密度高的区域呈斑片状。黏膜的规律排列遭到破坏，通常呈白色调的小凹边缘上皮的可见性降低。这些综合表现导致黏膜表层的血管和血流变得更加明显，这种现象被认为是"发红的增加"（即弥漫性发红阳性）。

　　在Hp根除治疗成功后（d），之前在现症感染期间观察到的血管扩张和增生现象已经不复存在，小凹间和小凹边缘上皮的白色调已经恢复。黏膜恢复成圆形或类圆形，同时可以观察到部分点状黑色的开口。综合这些观察结果，可以认为，在Hp现症感染时经常观察到的黏膜表层血管和血流，在根除治疗后减少到接近正常水平，这种状态可认为是"红色减少"（即弥漫性发红的消退）。

上皮的幼年化转变，这3个因素相互作用，共同导致血管和血流变得更加明显的现象（参考讨论1"弥漫性发红的成因——仅凭充血现象无法解释地图样发红"）。

参考讨论1
→第64页

5. 点状发红可能在Hp既往感染中持续存在或者新出现

　　点状发红经常出现在Hp现症感染中，但在Hp既往感染中也可能残留或新出现，这也是导致问题2误诊的原因之一（问题2图像b、c）。

参考问题2
→第3页

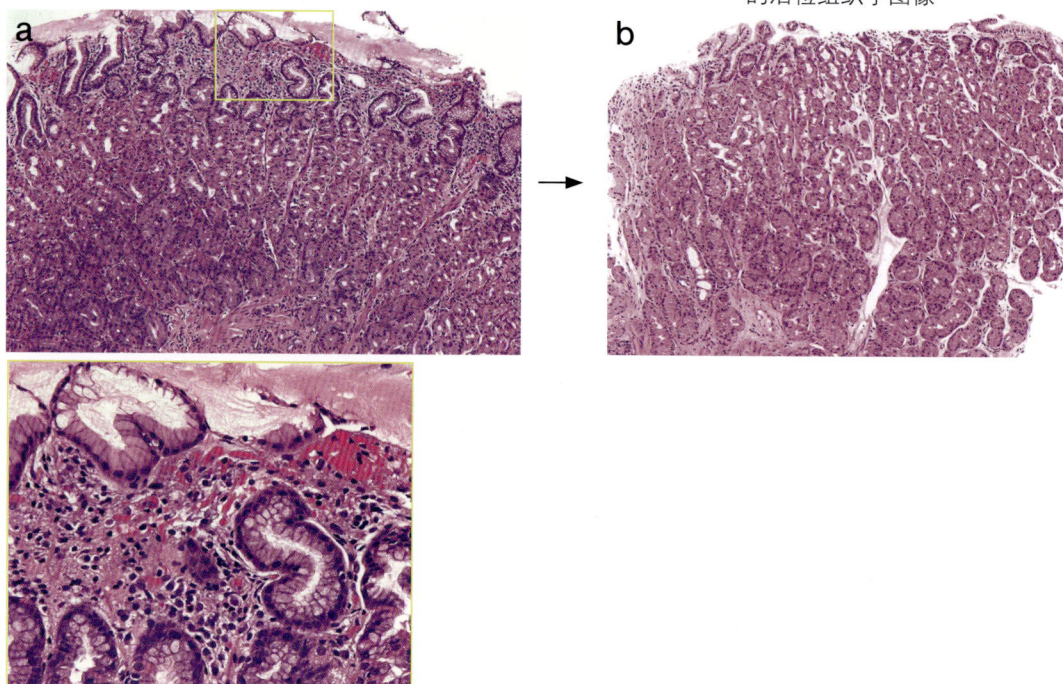

Hp现症感染时胃大弯的活检组织学图像

Hp根除成功3个月（Hp既往感染）时胃大弯
的活检组织学图像

图Ⅰ-8　图Ⅰ-7中b部位的NBI放大图像的活检组织学图像

a：Hp现症感染时胃大弯的活检组织学图像。这是图Ⅰ-7b的NBI放大图像的部位。可以观察到表层以淋巴细胞、浆细胞为主的炎症细胞浸润。同时可以观察到黏膜表层的充血。小凹上皮呈现幼年化转变（菲薄化）。

b：Hp根除成功3个月后（Hp既往感染）的胃大弯活检组织学图像。这是图Ⅰ-7d的NBI放大图像的部位。炎症细胞浸润已经消退，几乎恢复到正常的胃底腺。

参考讨论2
→第75页

与上述弥漫性发红的"红色"不同，点状发红的"红色"具有清晰边界。这种点状发红表现出的"红色"，是由于黏膜表层下的出血或血液成分渗漏造成的（参考讨论2"弥漫性发红和点状发红的区别"）。顺便提一下，门静脉高压性胃病（portal hypertensive gastropathy，PHG）中出现的发红在很多情况下与点状发红非常相似。上皮下出血的原因多种多样，不仅限于Hp感染，这也是为何在Hp既往感染中点状发红仍然存在或者新出现的原因。点状发红并不一定与Hp感染引起的组织学炎症——对应。

6. 不要依赖地图样发红来诊断Hp既往感染

前文提到，Hp感染一定会引起的组织学变化是炎症细胞浸润，内镜下反映这种变化的是弥漫性发红和黏膜肿胀。反过来说，Hp根除成功后，弥漫性发红和黏膜肿胀会消退（图Ⅰ-5c、d，图Ⅰ-6c、d）。

a：观察到萎缩有所改善，RAC恢复的病例

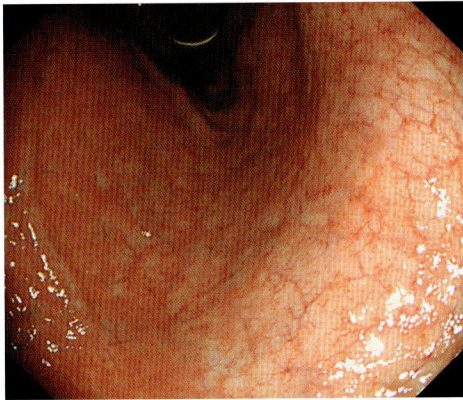

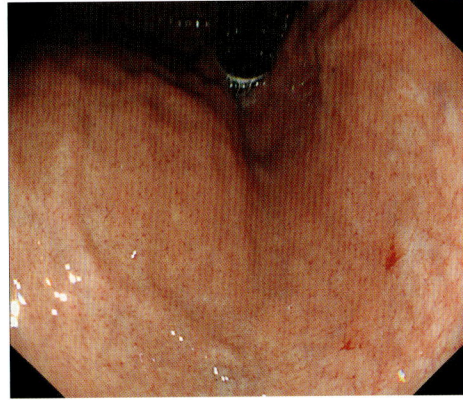

除菌前　　　　　　　　　　　　　　　　　　除菌成功2年后

b：弥漫性发红正在不均匀地消退的病例

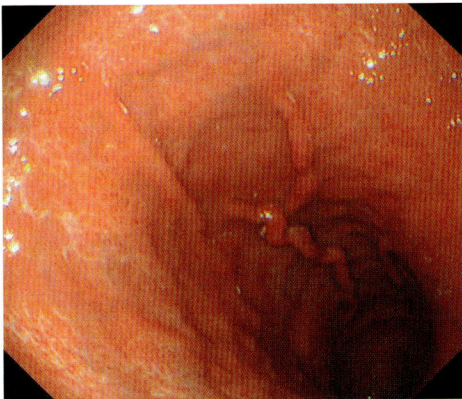

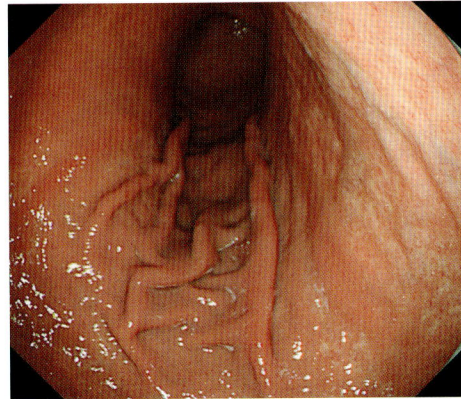

除菌前　　　　　　　　　　　　　　　　　除菌成功3个月后

图Ⅰ-9a、b　不呈现地图样发红的Hp既往感染病例1

a：在Hp根除治疗之前，病例呈现C-3型的萎缩，在非萎缩区域有弥漫性发红，而在萎缩区域则显示出血管显露的褪色黏膜。在Hp根除成功2年后，弥漫性发红已经消退，萎缩区域似乎有所减少，并且在非萎缩区域观察到RAC恢复。

b：在Hp根除之前，可以看到整个周围都有弥漫性发红。Hp根除成功后3个月，弥漫性发红呈现渐变，正在不均匀地减少。

尽管"地图样发红"被《京都胃炎分类》列为Hp既往感染的关键特征之一，但它并不是Hp既往感染中必定出现的特征。尽管地图样发红（map-like redness）是Hp既往感染的一个特异性表现，但其在诊断Hp既往感染时的敏感性并不总是很高。在萎缩程度较轻且未发生腺体肠上皮化生的Hp既往感染的黏膜中，通常不会出现地图样发红。虽然地图样发红的存在有助于诊断Hp既往感染，但近年来，似乎更多见的是萎缩程度较轻、肠上皮化生较少且不出现地图样发红的病例。

在第1章的问题3中介绍了没有地图样发红的幽门螺杆菌既往感染病例，目的是让大家再次认识到，弥漫性发红和黏膜肿胀这两项症状的消退是诊断Hp既往感染的基础。图Ⅰ-9和图Ⅰ-10增加了不呈现地图样发红的Hp既往感染病例。图Ⅰ-9a的病例，在Hp现症

参考答案与解析3→第20页

c：萎缩看起来正在发展的病例

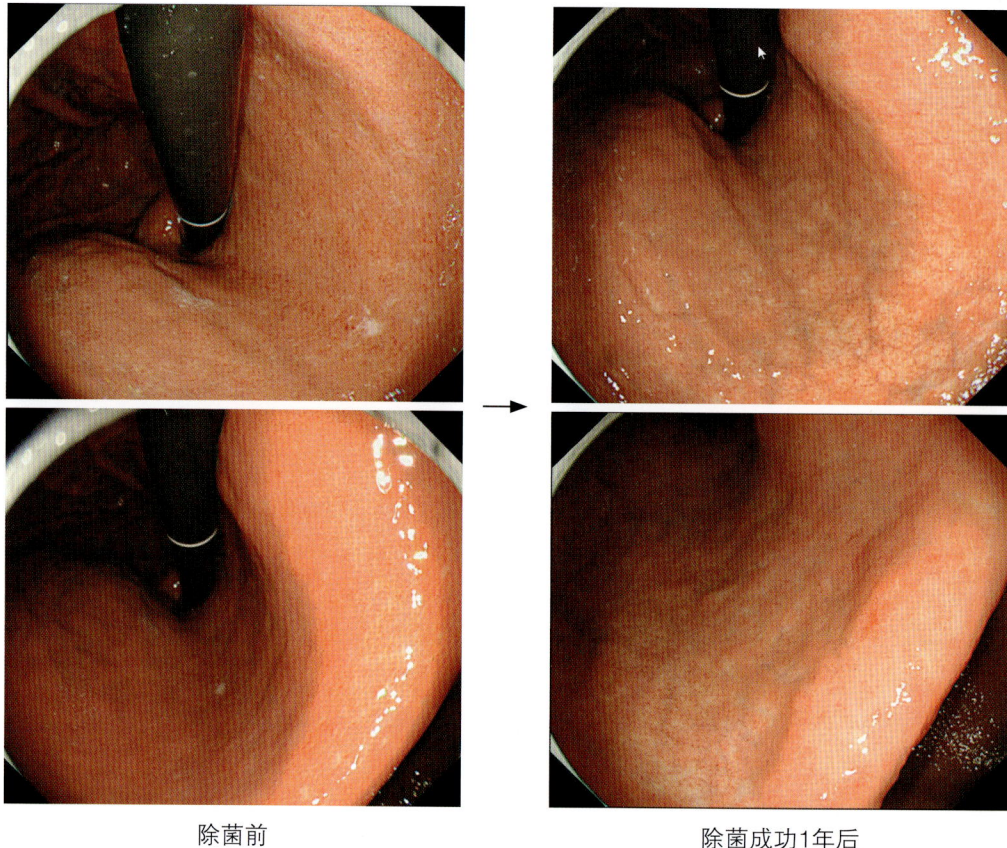

| 除菌前 | 除菌成功1年后 |

图Ⅰ-9c　不呈现地图样发红的Hp既往感染病例2

c：在Hp根除之前，胃体部没有可见的萎缩边界，被评定为C-1，整个黏膜呈现肿胀状态，并伴有弥漫性发红。Hp根除成功1年后，弥漫性发红现象已经消退，萎缩似乎发展到了C-3的阶段。

感染期间，胃体小弯部位观察到大范围的萎缩性黏膜。在成功根除Hp两年后，该区域的萎缩现象有所改善，并且RAC恢复。图Ⅰ-9b的病例是在Hp根除成功后3个月的内镜检查中观察到的，弥漫性发红似乎正在消退，呈现出渐变的状态。这种观察结果与第1章问题3中的病例B相似。图Ⅰ-9c与第1章问题3的病例C类似，是在Hp根除成功1年后观察到萎缩似乎出现进展的病例。

再次强调，内镜医生需要提升自己的专业技能，目标是能够仅利用内镜检查来确定Hp感染状态。在后续的AIG、NHPH等与幽门螺杆菌无关的疾病中，经常需要识别更加细微的病变特征。一旦掌握了Hp胃炎的诊断基本原则，即使面对那些不属于Hp胃炎诊断范畴的新出现的病状，应该也能够妥善处理。

年龄增长现象—— 一个持续了10年的未解之谜

大概在20世纪80年代的后半期，我几乎在同一时期为两兄弟进行了内镜检查。弟弟当时大约55岁，哥哥约比他年长3岁。

弟弟没有出现萎缩，而哥哥则有明显的萎缩（非常抱歉，弟弟的照片由于充气不足并不理想）。

仅仅相差3岁，这究竟代表了什么呢？这件事让我印象深刻，因此我保留了照片的副本。那时人们还普遍认为萎缩性胃炎与"年龄增长"有关。是由于个体差异？饮食习惯不同？还是其他不明确的原因？这些疑问一直在我心头萦绕，但随着时间的推移，我逐渐忘记了这件事。

大约10年之后，我突然想起了这张照片。到了90年代，大家都开始关注幽门螺杆菌的诊断。之前的疑惑终于得到了解答。弟弟可能从未感染过幽门螺杆菌。虽然可以推测他们小时候可能生活在不同的环境条件下，但遗憾的是，那时已经没有机会再次为他们进行复查了。

或许许多人在那个年代都有过类似的经历。

原因不是年龄增长，而是幽门螺杆菌感染所致。认识到这一点的内镜医生们，将过去未能发现真相的遗憾转化为动力，继续不断探索。

弟：60多岁

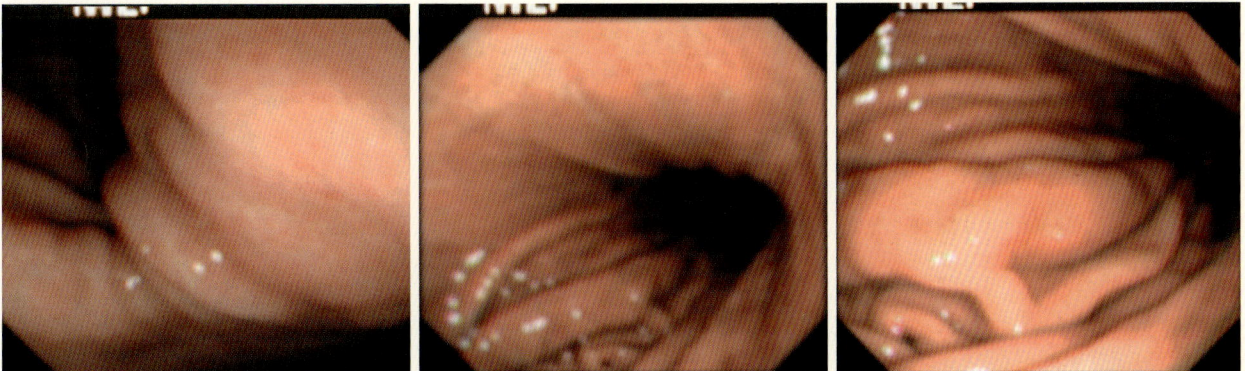

兄：年长3岁

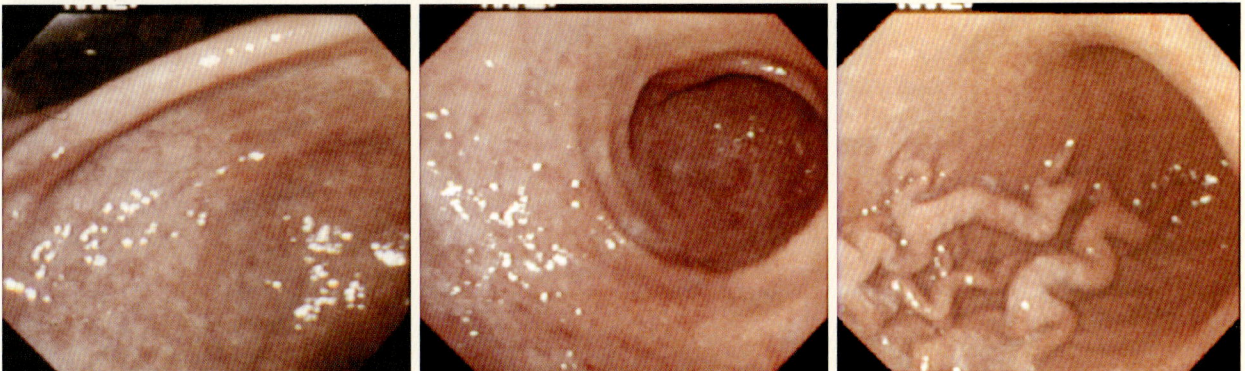

图 10年未解之谜 20世纪80年代后半期经历的兄弟俩的检查图片

弥漫性发红——漫长的认知过程

　　如今，没有人会怀疑弥漫性发红是幽门螺杆菌现症感染的一个基本体征。但在大约10年前，这种认识并未普及。回顾2014年"京都胃炎分类"发布之前的相关论文和杂志特辑，虽然会提到发红、点状发红、斑状发红等术语，但几乎看不到"弥漫性发红"这样的表述。实际上，这种表现25年前就已出现。为何这一体征的认知过程耗时如此之长？我以自己视角回顾了一下这段历史。

　　日本有着悠久的胃炎研究史。然而，在幽门螺杆菌被发现之前，受此限制，胃炎分类只能依赖于肉眼观察或者组织学形态。1983年，幽门螺杆菌被发现。最初人们对此半信半疑，但后来这一发现逐渐被接受，并被认为是一个具有重大影响力的事实。又经过了10余年，到了1995年，胃炎研究会发布了一个试行性的分类方案[55]，这成为京都分类之前的最后一个版本。虽然该分类方案试图涵盖幽门螺杆菌，但它主要侧重于整理和综合之前的多种分类方法。包括笔者在内的许多内镜医生，无论是否意识到这个分类的含义，都习惯于根据显而易见的表现来给出诊断名称，如浅表性胃炎、糜烂性胃炎、萎缩性胃炎、疣状胃炎、化生性胃炎等。并且，可以毫不夸张地说，这种习惯，比如只要存在脊状发红就诊断为浅表性胃炎，反而让我们远离了对幽门螺杆菌的认识。当然，一些个人已经开始尝试进行幽门螺杆菌的内镜诊断，也有采用酚红试验的报告，但整体而言，尚未形成基于幽门螺杆菌感染状况的胃炎分类体系。原因显而易见，受到当时条件的限制，"发红"的分类和评估并没有广泛普及。

　　在同一时期，西方推出了更新版的悉尼分类系统（Sydney System）[57]。发布于1996年的这一系统，在明确病因分类的基础上，突出了病理学上炎症和萎缩分布的差异性，这在当时是一个重大突破（图1）。遗憾的是，它仅仅枚举了内镜诊断的名称。在那个时代，人们普遍认为组织学上的胃炎诊断与内镜下观察到的胃炎并不对应。

　　然而，即便在这种情况下，也有医生洞察到了幽门螺杆菌胃炎的内镜观察特点，那就是已故的井田和德先生。他指出感染了幽门螺杆菌的胃会出现弥漫性发红，并且当幽门螺杆菌被成功根除后，这种发红会消退[58]。这篇论文发表于1998年，但早在几年前，笔者就已经在学术会议上听到了先生的报告，感到非常振奋（图2）。之后，在井田先生的领导下，成立了"慢性胃炎内镜诊断确立研讨会"。该研究会直接讨论的核心问题是：哪些内镜下观察到的特征能够反映幽门螺杆菌的感染状态和病理变化？参与者们重新审视并告别了自己以往的胃炎诊断方法，致力于实现新的内镜诊断目标，每次会议都座无虚席，气氛热烈。2010年，在日本消化器内镜学会上进行了总结报告（图3），其成果是前瞻性多中心合作研究[59~63]。内容涵盖了幽门螺杆菌感染的诊断、活动性与炎症、萎缩、肠上皮化生的多个方面。值得一提的是，弥漫性发红（缺乏RAC）和黏膜肿胀（胃小区水肿）与幽门螺杆菌现症感染时中性粒细胞和单核细胞浸润的程度有着密切的相关性。笔者也独自研究了幽门螺杆菌现症感染的特征，特别是当了解到幽门螺杆菌根除后"弥漫性发红的消失"是一个长期稳定的现象时[66]，对此确信无疑。

　　随着时机的成熟，2013年，在春间贤先生的倡导下，"胃癌风险京都分类审议委员会"应运而生。这标志着"京都胃炎分类"[15]的开端。当时，基于幽门螺杆菌感染对胃炎进行分类的方法已经

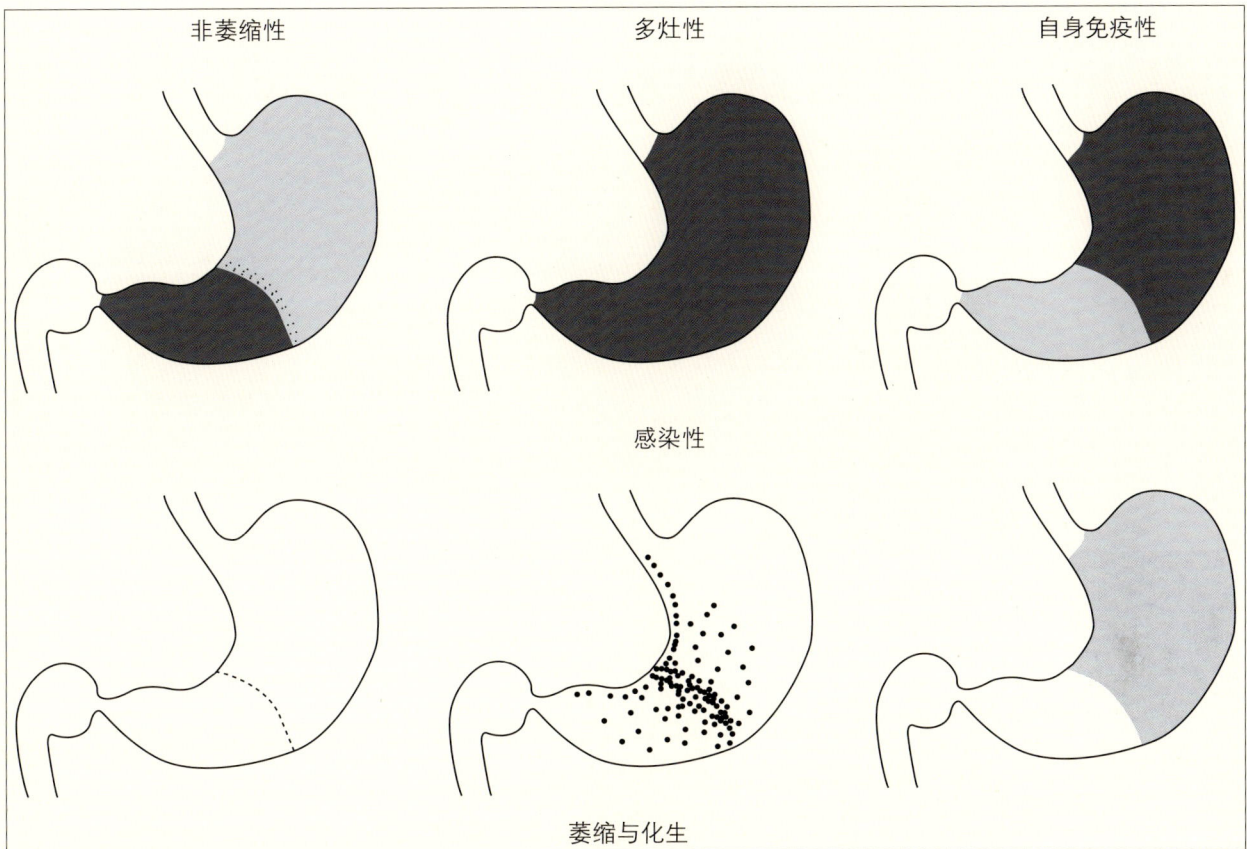

图1 新悉尼系统（The updated Sydney System）提出的炎症和萎缩、肠上皮化生（IM）分布图

"非萎缩性"（Non-atrophic）和"多灶萎缩性"（Multifocal type）用于描述幽门螺杆菌引起的胃炎，而"自身免疫性"（Autoimmune）则用于描述萎缩性胃炎（AIG）。这些分类明确地展示了胃炎中的炎症和萎缩的分布情况，其将病因与胃炎的炎症和萎缩分布相结合进行描述，具有开创性意义[57]。

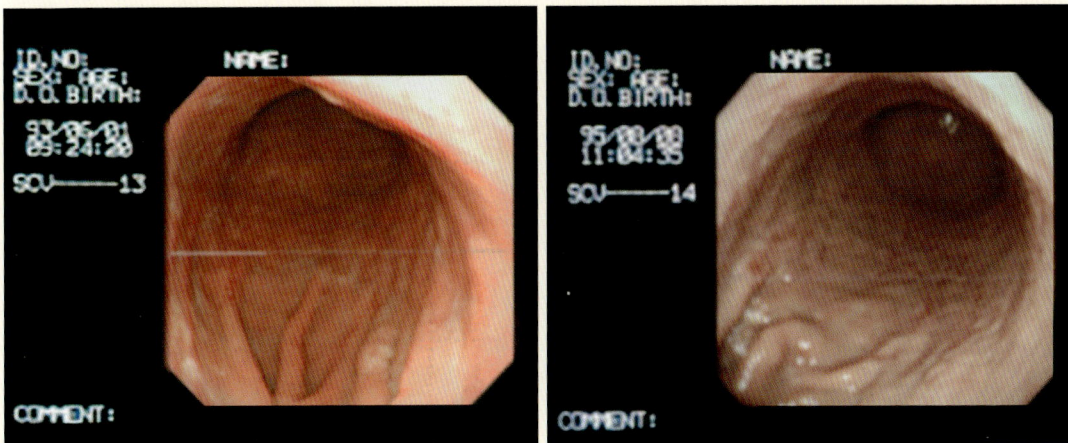

图2 与弥漫性发红的邂逅（1993年）

这是一张具有纪念意义的照片。遗憾的是，只保留了打印版，所以不够清晰。

左图：1993年，除菌治疗之前。这是在电子内镜技术应用数年之后。那时，还没有意识到"发红"。

右图：大概在两年后，也就是除菌治疗后的第一年，我注意到"红色"已经完全消失了。正是通过这个案例，笔者意识到这种发红现象才是幽门螺杆菌现症感染的本质。虽然当时这还只是我个人的假设。

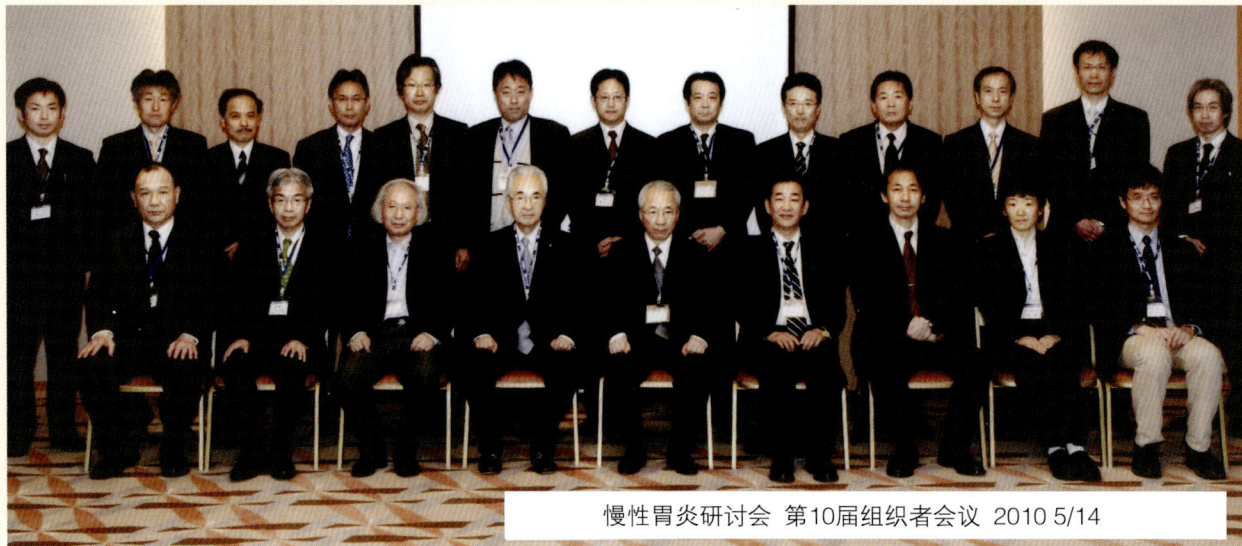

慢性胃炎研讨会 第10届组织者会议 2010 5/14

图3 日本消化器内镜学会"慢性胃炎内镜诊断确立研讨会"的参与成员
第79届日本消化器内镜学会（2010年5月）上进行了"慢性胃炎内镜诊断确立研讨会的报告"。前排从左数第四位是井田和德先生

广泛被接受，并且有关幽门螺杆菌根除治疗后变化的研究成果也在不断积累。然而，在京都分类审议委员会的讨论中，弥漫性发红的现象再次成为了讨论的核心议题。如果不是弥漫性发红而是点状发红该如何分类？弥漫性发红是否仅是点状发红的集合？它与斑状发红有何不同？这种观察是否具有客观性？轻微的弥漫性发红能否作为一个独立的诊断标准？诸多此类问题被提出并讨论。随后，在持续一年的反复讨论中逐渐积累了共识，最终形成了一项共识，即在幽门螺杆菌现症感染期间，弥漫性发红而非其他类型的发红更能代表炎症的存在，这一共识被纳入京都分类系统。

在此之后，众所周知，这一观察表现逐渐被广泛接受和应用。

众所周知的木村–竹本萎缩边界现象[67]，其非萎缩区域有弥漫性发红，简单而言，就是这样一个简单的事实。过去这一事实就客观存在，而我们之前却未能察觉。那么，究竟是什么原因使得我们走了这么长的一段认知之路呢？想必各位读者心中已经有了答案。

首先，第一个原因是20世纪90年代，"发红"这一体征的普及速度较慢。在我们意识到幽门螺杆菌存在的时候，本以为会重新构建一个新的诊断体系，但是，确定能够代表幽门螺杆菌感染所引起的"炎症"的体征是什么，并就此达成共识，这个过程耗费了相当长的时间。第二个原因是在2000—2010年，正如之前提到的研究会一样，需要积累基于组织学的证据。此外，要区分不同类型的发红，特别是要认识到弥漫性发红的存在以及其程度的多样性，并且让这些认识得到广泛接受，这同样花费了很长时间。

自井田先生的报告发布至今已有25年，对于当下的年轻读者而言，这可能是常识。然而现在，我们经常遇到与幽门螺杆菌引起的炎症表现不同的病例，甚至可能会出现未知的病状。面对这样的情况，我们可以从这段历史中获得一些启示。

弥漫性发红的成因——仅凭充血现象无法解释地图样发红

在第3章总论Ⅰ"Hp胃炎内镜诊断要点"中,关于弥漫性发红(diffuse redness)的"红色",是这样描述的,"弥漫性发红的'红色',实际上是由于炎症和充血导致的毛细血管扩张和增生,以及炎症引起的腺体结构和排列的紊乱,还有小凹上皮的幼年化转变,这3个因素相互作用,共同导致血管和血流变得更加明显的现象"(第58、59页)。

弥漫性发红的"红色"可能被笼统地认为是"由炎症引起的充血"现象。然而,如果仅用这一点来解释,就无法解释地图样发红(map-like redness)的现象。因为在幽门螺杆菌既往感染的情况下,所观察到的发红往往并非由显著的炎症或充血引起。因此,我们需要从更多元化的角度来思考这个问题。

首先,我们通过图1和图2来展示一些具有显著炎症和充血的病例。在幽门螺杆菌现症感染的情况下,使用NBI放大观察时,可以明显观察到血管的扩张和增生,并且在组织学上可以看到充血的迹象。将"炎症和充血导致的毛细血管扩张和增生"视为"红色"现象的原因,这是容易理解的。图1a~c在幽门螺杆菌根除成功后变为图1a′~c′是其典型变化(图1再次展示了总论Ⅰ中图Ⅰ-7)。再来观察一下本例的组织学变化。小凹上皮表现出幼年化转变特征(菲薄化),除了显著的炎症细胞浸润外,还可以观察到明显的充血和局部出血(图2d)。在幽门螺杆菌根除治疗成功后,炎症反应减轻,充血状况得到改善,小凹上皮逐渐增厚,并发展成熟,恢复为柱状上皮(图2d′)。

相反,在图3和图4中展示的病例,尽管在幽门螺杆菌现症感染期间出现了弥漫性发红,但通过NBI(窄带成像)放大观察,血管排列整齐,组织学上很少见到充血的迹象。在图3b、c中,并未观察到像图1b、c中那样明显的较粗血管的扩张和增生现象。但是,可以看到小凹间区扩大,上皮下毛细血管数量增多。在幽门螺杆菌根除治疗成功后,这些状况基本恢复正常,整体上可见的血管和血流减少(图3b′、c′)。从本例的组织学观察来看,虽然有明显的表层炎症细胞浸润,但几乎看不到充血现象(图4d)。此外,使用甲醛固定的组织样本可能并不总是能够准确反映活体内NBI放大观察的结果,因此有时即便存在严重的炎症,标本中也可能观察不到充血的迹象。

笔者所要强调的是,除了充血现象外,这两个病例在组织学上的共同特征。在Hp现症感染的图2d和图4d中,共同特点是黏膜表层的炎症细胞浸润干扰了腺管结构的正常排列。在查看NBI放大图像的图1b、c和图3b、c时,通常应该呈现为白色调的小凹边缘上皮(MCE)区域[71]和八木教授称之为white zone[72]的区域相对较少,而在小凹间的开阔区域内侧,观察到更多的上皮下毛细血管。可以注意到腺管结构的规律性已经丧失,红色箭头标出的小凹间区域内侧,小凹上皮仅排列成一层,上皮下的血管透视可见(图2d和图4d)。另一方面,从幽门螺杆菌根除治疗成功后的NBI放大图像(图1b′、c′和图3b′、c′)来看,MCE显得较粗,可见的上皮下血管数量有所减少。如图1所示,即使没有反映充血的不规则血管扩张和增生,图1和图3中共同存在的腺管排列紊乱仍然导致总体上可见的血管和血流增多。相反,随着幽门螺杆菌根除治疗后炎症的减轻,腺管排列整齐性恢复,可见的血管和血流减少。如图2d′和图4d′所示,随着炎症的消退,垂直方向可见整齐的小凹排列。为了使MCE可视化,需要一定数量的细胞按照规律排列[71]。

Hp现症感染时
弥漫性发红

Hp除菌成功后
无弥漫性发红

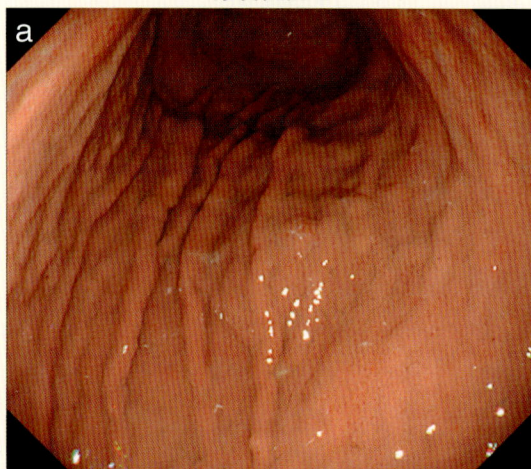
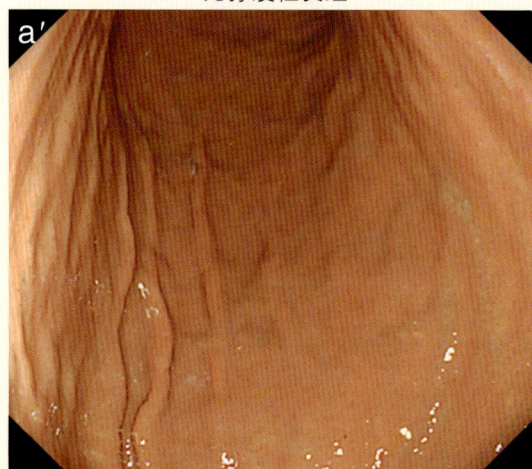

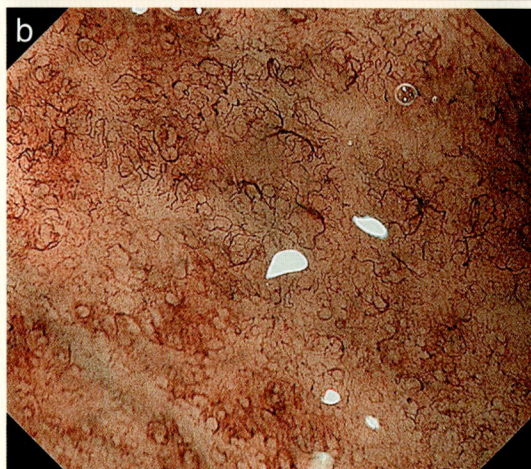
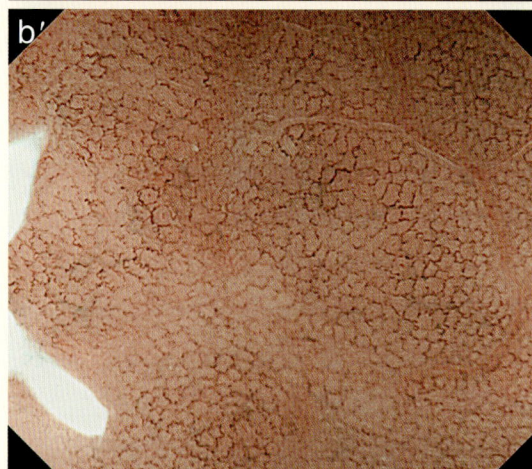

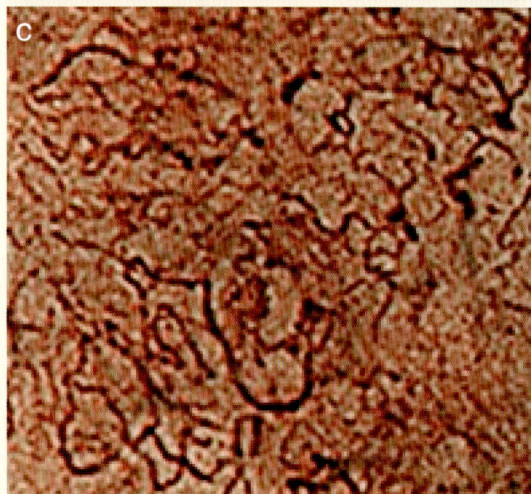
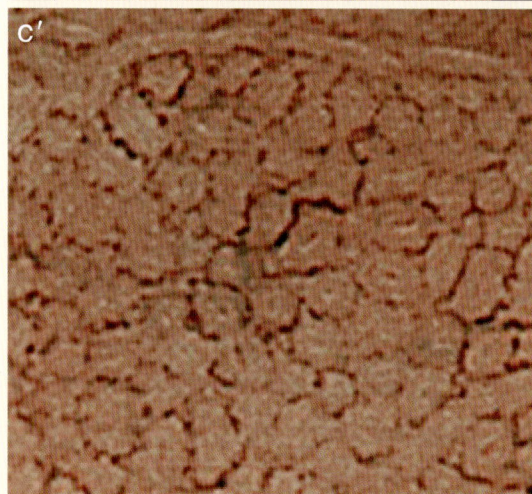

图1 在NBI放大图像中，血管的扩张和增生明显，组织学上可以看到充血的情况（第3章总论Ⅰ图Ⅰ-7的病例）。

b、c：幽门螺杆菌现症感染时的NBI放大图像。血管的扩张和增生非常明显，这些血管所形成的黏膜图案不规则。与小凹边缘上皮（MCE）相对应的白区（white zone）减小，在扩张的小凹间区域可以清晰看到上皮下血管。

b′、c′：幽门螺杆菌根除成功后的NBI放大图像。血管的扩张和增生已经消退，黏膜模样恢复到正常的圆形或类圆形。小凹边缘上皮看起来较为粗大，而在小凹间可见的上皮下血管数量减少。

Hp现症感染时
有弥漫性发红

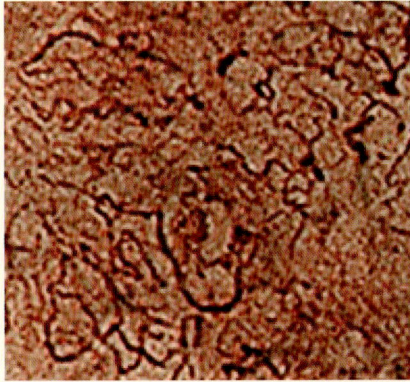

Hp除菌成功后
无弥漫性发红

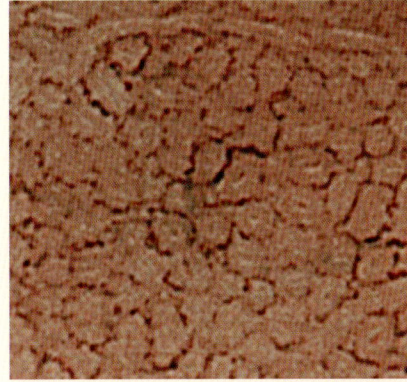

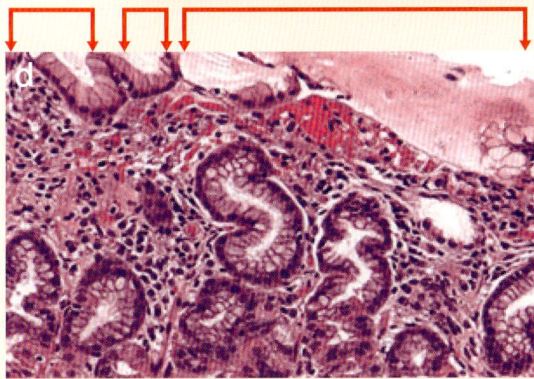

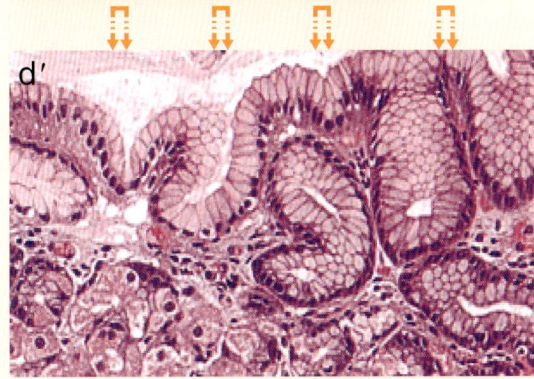

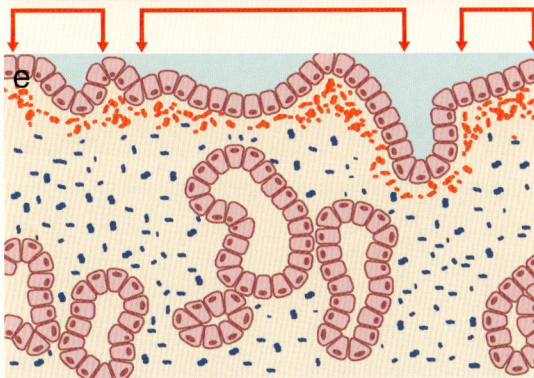

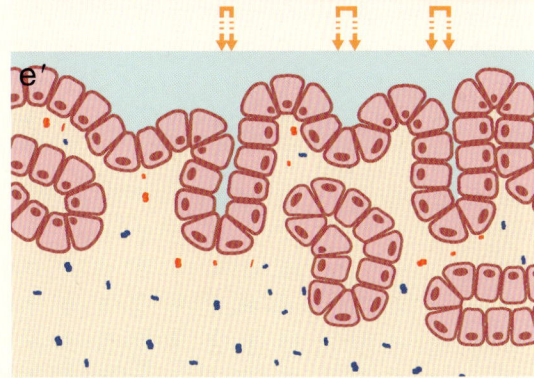

图2　在NBI放大图像中，血管的扩张和增生明显，组织学上表现出明显的炎症和充血（第3章总论 | 图 | –7
　　的病例）。

d：幽门螺杆菌现症感染时的组织学图像。小凹上皮呈现幼年化（菲薄化），由于炎症细胞浸润，排列的整齐性丧
　　失。可以观察到充血和部分出血。

e：d的示意图（不一定对应组织学图像）。如红色箭头所示，在扩张的小凹间区域，可以观察到许多上皮下扩张的血管。

d′：幽门螺杆菌根除成功后的组织学图像。炎症已经消退，充血有所改善。小凹上皮增厚并成熟，显示为柱状，腺
　　管恢复整齐排列。

e′：d′的示意图（不完全对应组织学图像）。由于上皮已经成熟并呈现柱状，血管难以辨认，如图中橙色虚线箭头
　　所示，只能显现出小凹边缘上皮的轮廓。

红色箭头的范围显示了幽门螺杆菌现症感染时，橙色虚线箭头的范围显示了幽门螺杆菌根除成功后，各自上皮下血
管和血流的可视区域。

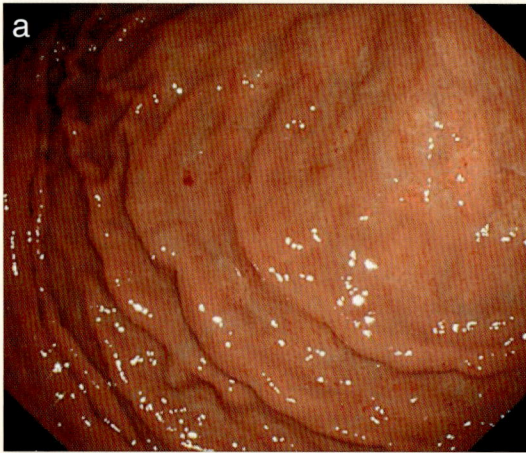

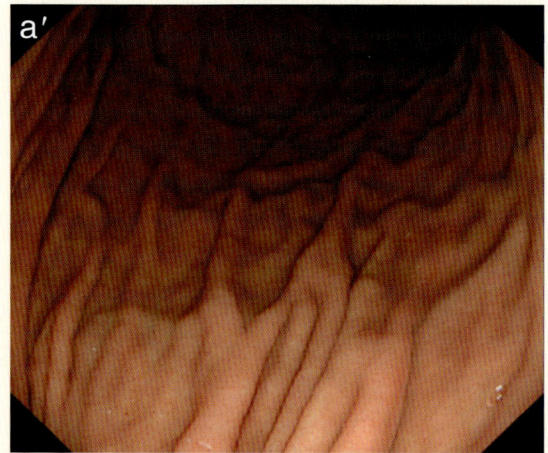

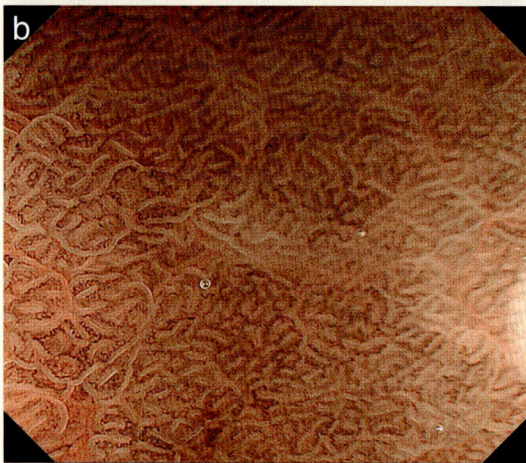

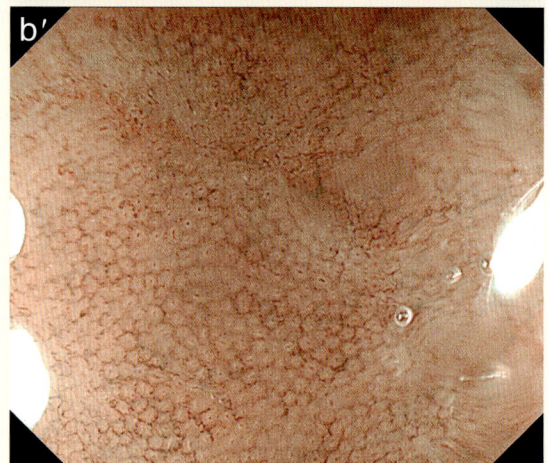

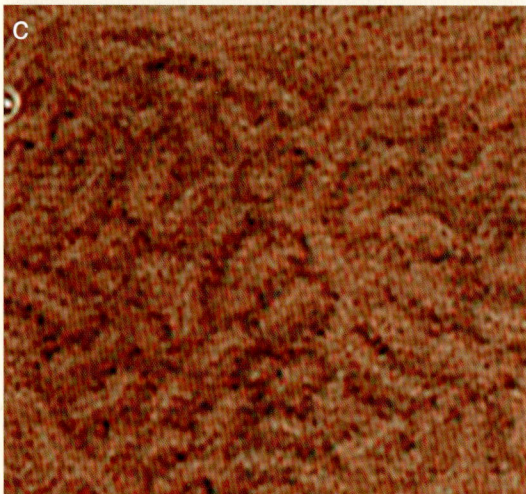

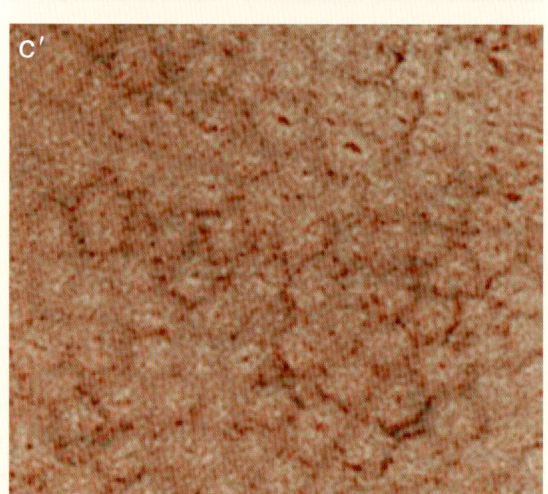

图3　NBI放大图像中，血管扩张和增生不明显，组织学上也无明显的充血迹象

b、c：幽门螺杆菌现症感染时的NBI放大图像。与图1的病例不同，无明显的不规则血管扩张和增生。黏膜图案表现
　　　为管状或垄状结构。在扩大的小凹间部，观察到数量较多的上皮内血管。

b′、c′：幽门螺杆菌根除成功后的NBI放大图像。黏膜图案恢复到正常的圆形或类圆形，小凹边缘上皮看起来较粗，
　　　　可见的上皮下血管数量减少。

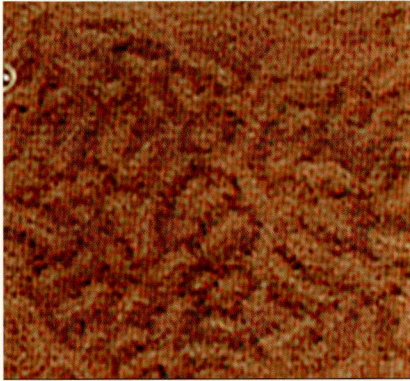

Hp现症感染时
有弥漫性发红

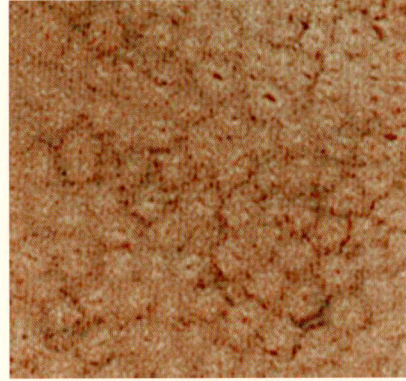

Hp除菌成功后
无弥漫性发红

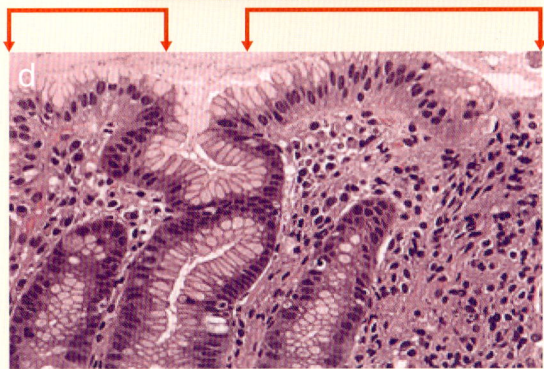

d

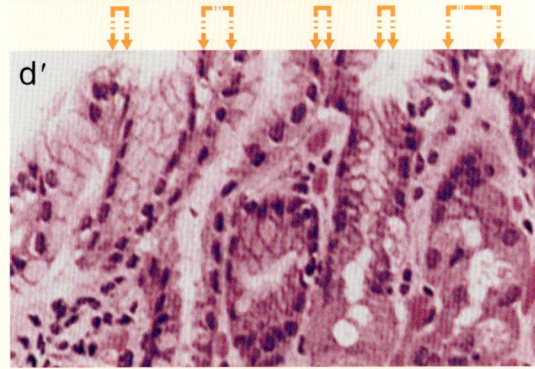

d′

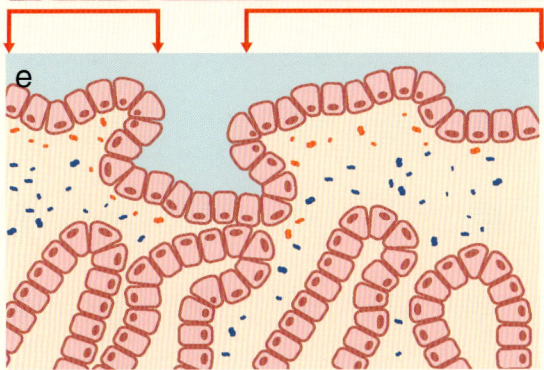

e

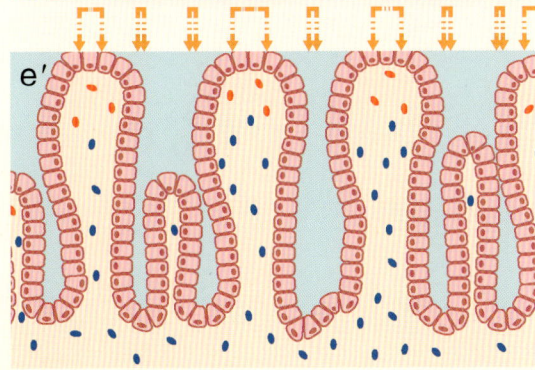

e′

图4　NBI放大像中血管的扩张和增生不明显，组织学上充血现象较少的情况

d：Hp现症感染的组织学图像。与图1相比，小凹上皮菲薄化不明显，但由于炎症细胞的浸润，排列整齐性丧失。无组织学上的充血现象。

e：d的示意图（不完全对应组织学图像）。红色箭头所示区域观察到很多上皮下血管。

d′：Hp根除成功后的组织学图像。炎症消退，小凹上皮延长，排列整齐性恢复。

e′：d′的示意图（不完全对应组织学图像）。腺管恢复整齐性，缩小的小凹之间被富含黏液的上皮覆盖。

因此，如橙色虚线箭头所示，可见血管范围变窄，数量也减少。

红色箭头的范围：Hp现症感染时；橙色虚线箭头的范围：Hp根除成功后，分别显示各自上皮下血管和血流的可视区域。

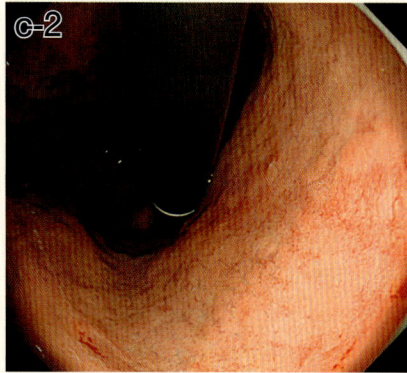

地图样发红区域内部的活检图像

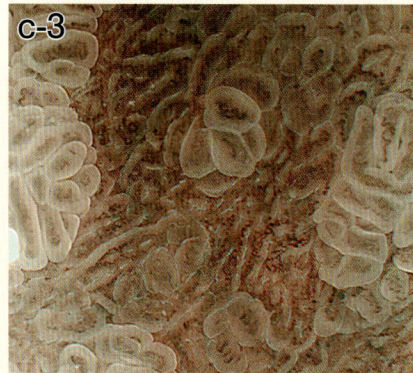

地图样发红区域内部的示意图

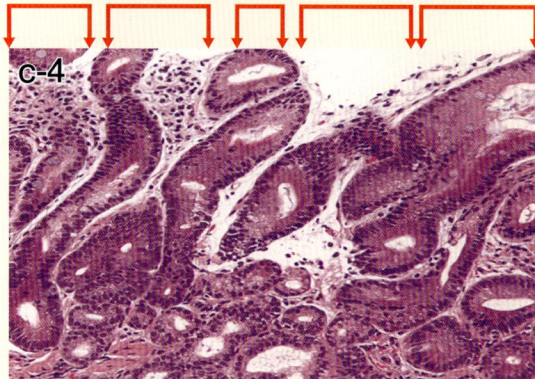

地图样发红区域外部的活检图像

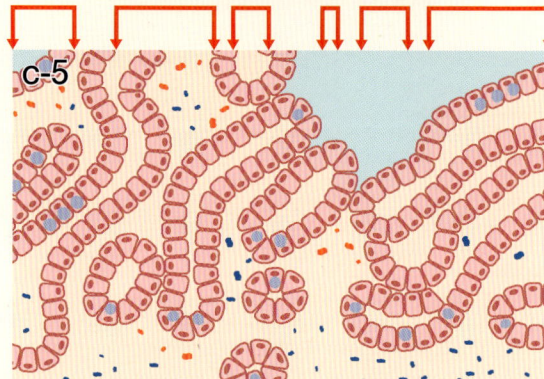

地图样发红区域外部的示意图

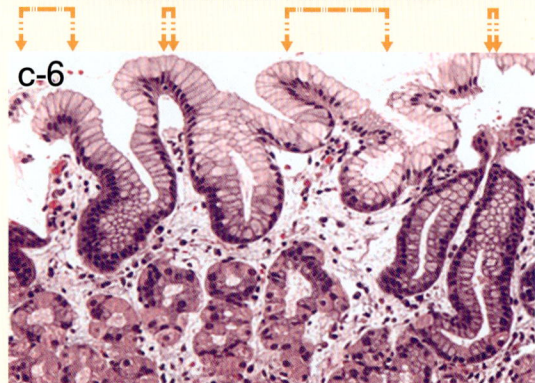

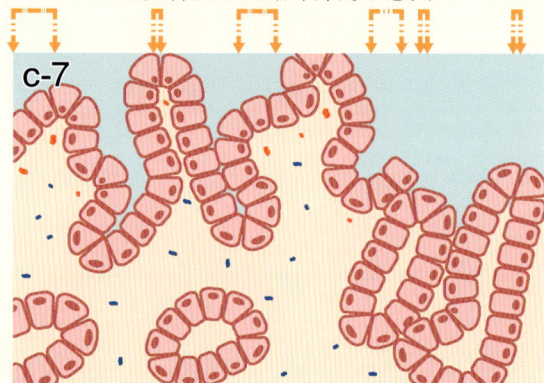

图5　地图样发红的"红色"：第1章问题7的病例C（附加图像）的转载

问题7的病例C的组织学图像，放大并转载了表层部分。

c-4：地图样发红区域内部的肠上皮化生腺管结构失去了排列整齐性。

c-5：因此，在该区域，如红色箭头所指，覆盖着一层较薄的上皮，不管炎症细胞的数量如何，可见血管的数
　　 量都有所增加。

c-6：在地图样发红区域的外部，表层未出现肠上皮化生（IM），并且过度增生的小凹上皮，其功能恢复至正
　　 常黏液分泌，排列也变得有序。

c-7：因此，如橙色虚线箭头所示，可见的上皮下血管范围变窄，数量也减少，或者仅呈现出小凹边缘上皮的
　　 轮廓。

红色箭头指示的是地图样发红区域内部，肠上皮化生腺管窝间部位上皮下血管的可视范围。橙色虚线箭头指示
的是在地图样发红区域外部，当成熟小凹上皮恢复有序排列时，上皮血管的可视范围。

此外，在图2的病例中，通过图d和d'的组织学图像，可以观察到排列的整齐性，且原本菲薄化的上皮在幽门螺杆菌根除治疗后显著地转变为成熟的柱状形态。这种变化表明，幽门螺杆菌感染所导致的小凹上皮幼年化转变以及随后根除治疗后的上皮恢复，对血管和血流的可视化程度有着显著的影响。

根据以上情况，我们可以判断，弥漫性发红的"红色"和幽门螺杆菌根除治疗后的红色消退不仅仅取决于炎症伴随的充血程度，还涉及腺管结构的整齐性，以及在某些病例中小凹上皮幼年化转变（菲薄化）及其恢复，这3个因素共同影响着可见血管和血流的总体情况（即弥漫性发红的有无）。当然，如图2的病例所示，当充血、腺管排列紊乱以及小凹上皮的幼年化转变（菲薄化）这3个要素同时存在时，弥漫性发红会变得更加明显。

这种观点也有助于我们理解地图样发红的"红色"形成机制。从图5的NBI放大图像（图5c-3）中可以看到，地图样发红区域的内部与外部，MCE的白区（white zone）的宽度和面积明显不同。地图样发红的内部是由排列紊乱的肠上皮化生腺体构成的，因此可以观察到大量血管和血流（图5c-4、c-5）。而地图样发红的周围（外侧）没有表层的肠上皮化生，排列整齐性恢复，且被富含黏液的过度增生的小凹上皮覆盖，因此可见的血管减少（图5c-6、c-7）。可以认为地图样发红的"红色"是通过这两者的对比而辨别出来的。地图样发红区域通常炎症和充血较少，但即便如此，它仍然呈现"红色"，这可能是因为"腺管结构和排列的紊乱"。

弥漫性发红的程度不一，有的轻微，有的严重。通常，通过消除幽门螺杆菌可以逆转这种发红，使其减轻或完全消失，但程度因人而异。通过这3个关键要素来分析内镜下观察到的"发红"现象，可以帮助我们更深入地理解其多样性。同时，对于以地图样发红为代表的非炎症和充血引起的发红，思考其发红的成因也是合理的。

弥漫性发红和点状发红的区别

你是否思考过弥漫性发红（diffuse redness）和点状发红（spotty redness）有何区别？

如果对图像进行高度强调处理，弥漫性发红可能会看起来像点状发红，因此两者经常被混淆（参见专栏2"图像增强的技巧"，第76页）。点状发红虽然常见于Hp现症感染伴随的弥漫性发红之中，但如第2章"答案与解析2"（第17页）所述，在Hp既往感染的病例中，也会出现或持续存在点状发红。此外，点状发红的出现并不总是与Hp感染有关，例如在门静脉高压性胃病中也能观察到类似的发红。因此，可以认为点状发红的形成机制与弥漫性发红并不相同。

弥漫性发红的"红色"，反映了组织学上的充血和炎症导致的腺体排列紊乱（参见第3章总论Ⅰ"Hp胃炎内镜诊断要点"中的"4. Hp现症感染为什么是'红色'的？——弥漫性发红的本质"）。

而点状发红则有所不同。请参考图1。图1展示了Hp现症感染时的点状发红（图1a）。图1b是将点状发红区域放大后的观察图像。腺体的排列和形态紊乱，同时上皮下的毛细血管也出现了扩张和增生，这一点与弥漫性发红相同。请对比讨论1"弥漫性发红的成因——仅凭充血现象无法解释地图样发红"（第67页）中的图1b。除此之外，还有明显的褐色区域扩散，超出了血管结构的边界，这表明可能有皮下出血的情况。观察该点状发红区域的组织学图像（图1c、d），可以看到伴有黏膜表层的中性粒细胞浸润的活动性炎症（图1c），并且，在上皮下的血管外间质中，可以发现含有血浆成分的血液渗出（图1d）。也就是说，点状发红的本质是上皮下出血。

从这个角度来看，就容易理解为什么弥漫性发红可以通过消除Hp逆转消失，而点状发红在Hp消除后有时仍然存在。同样，除了Hp感染外，黏膜的脆弱性或出血倾向等其他因素也可能导致出现点状发红。虽然点状发红在Hp现症感染的情况下较为常见，但严格来说，没有Hp感染的情况下也能观察到该现象。

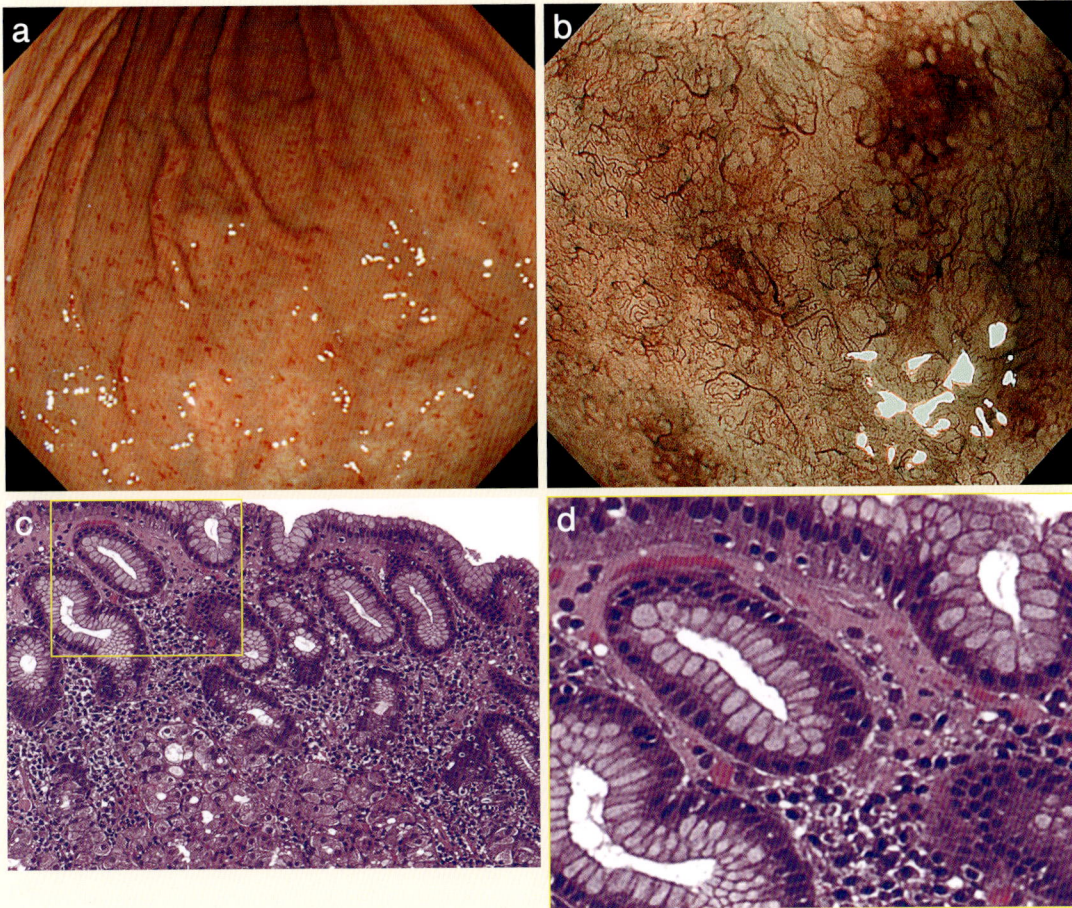

图1　Hp现症感染病例的NBI放大观察及组织学表现

a：Hp现症感染病例的点状发红。

b：NBI放大图像。点状发红区域的放大观察图像：腺体模式的排列和形状出现紊乱，皮下毛细血管扩张和
增生。同时，明显的褐色区域扩散超出了血管结构的边界，这表明存在皮下出血。

c：在黏膜表层观察到伴有中性粒细胞浸润的活动性炎症，在d中可观察到上皮下血管外间质中有血浆成分
的血液渗漏。

图像增强的技巧

以前经常有后辈问我，您说的弥漫性发红我不太明白，难道不是点状发红吗？一看他们拍摄的照片，原来是设置在了A8模式。如此一来，所有的弥漫性发红看起来都像是点状发红了。讨论发红问题时出现分歧，沟壑难以弥合，大多数情况下是因为图像强调的参数设置不同导致的。

图1a是未感染Hp病例，我想对此不会有人有异议。但是，如果仅展示图b的A5结构增强图像，可能会有不少人错误地认为这是Hp现症感染。这可能是因为将RAC误判为点状发红。

图2展示的是一个典型的Hp既往感染病例，其中没有弥漫性发红，但存在地图样发红（a）。如果将结构增强调整到A5，非萎缩区域的血管轻微扩张，看起来像是点状发红（b）。此外，通过图像处理软件，A1图像也可以被调整得像A5图像。

首先声明，我并不是要否定图像增强。在肿瘤诊断中，诊断腺管和血管的结构非常重要，增强这些结构往往有助于诊断。但对于炎症，情况又如何呢？在胃炎的诊断中，以弥漫性发红和胃窦萎缩的诊断为代表（参考讨论4"胃窦部的炎症和萎缩"，第116页），准确识别出细微且平滑的色调变化是非常关键的。

近年来，胃炎诊断领域日益倾向于积极采用图像增强内镜技术（Image Enhancement Endoscopy，IEE）。的确，比如使用Linked Color Imaging（LCI）技术，可以更容易地观察到Hp除菌后的变化，或者能够检测到通常光线下无法发现的肠上皮化生，这些优点是不容置疑的。不过，其中也存在一些我认为不太合理的地方，尤其是它们与我们已经习惯的图像相比差异显著，这让人感到难以适应，而我希望先培养出在普通光照条件下的观察能力。是否是我过于吹毛求疵了呢？

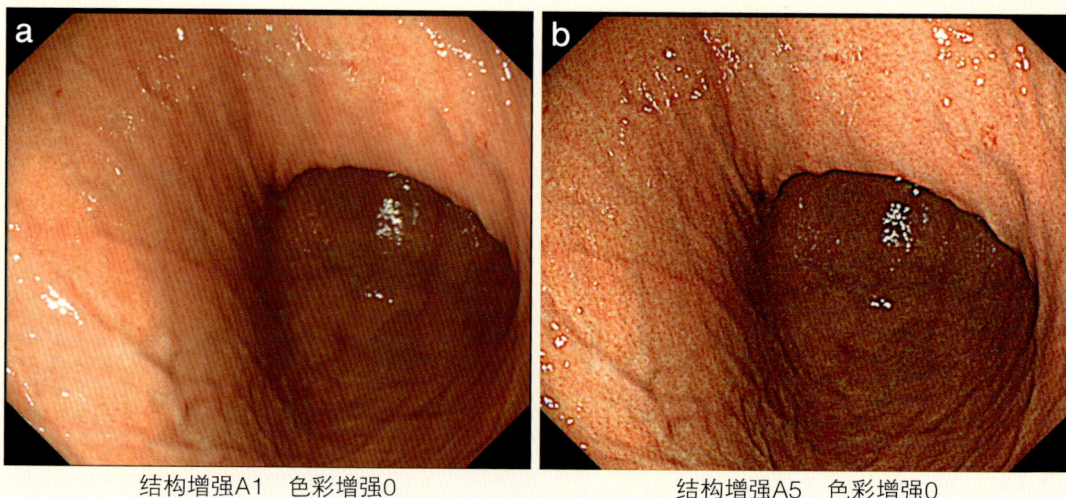

结构增强A1　色彩增强0　　　　　　　　结构增强A5　色彩增强0

图1　图像增强的影像1（Hp未感染病例）Hp未感染病例。Hp IgG Ab<3
a：在结构增强A1设置下，会判断为有光泽的正色调黏膜中存在RAC。
b：在A5设置下，可能会将RAC误认为是点状发红。

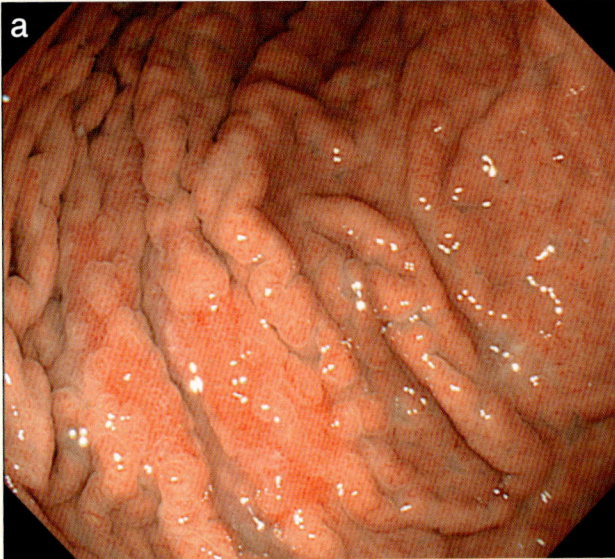

结构增强A1　色彩增强0

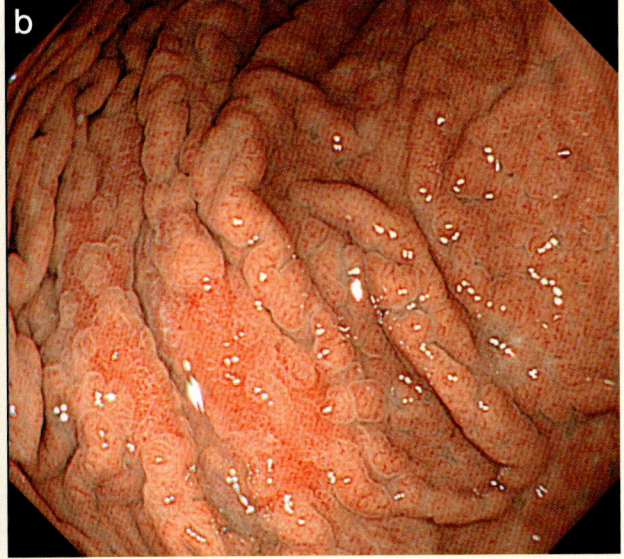

结构增强A5　色彩增强0

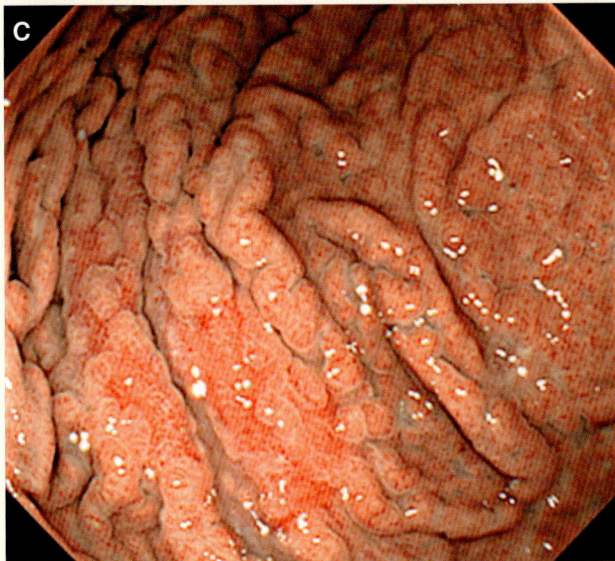

结构增强A1　色彩增强0：图像处理软件处理后

图2　图像增强的影像2（Hp既往感染病例）

a：这是一个典型的Hp既往感染病例，没有弥漫性发红，有地图样发红。

b：当将增强设置为A5时，非萎缩区域的扩张血管看起来像点状发红。

c：使用图像处理软件将"锐化"设置调高后，A1图像也能变成A5图像。

II　自身免疫性胃炎的内镜诊断和组织学图像

　　自身免疫性胃炎（Autoimmune Gastritis，AIG）的诊断过程中，有一些不容忽视的临床信息，其中包括ABC筛查的D组和所谓的"泥沼除菌"这两个重要的诊断线索。据报道[18]，约25%的ABC筛查D组患者患有AIG，这一发现提高了日本对AIG的关注。而"泥沼除菌"是指在低至无胃酸的环境中，一些具有尿素酶活性的非幽门螺杆菌细菌在胃内繁殖，导致^{13}C-UBT出现假阳性结果。在这种情况下，如果没有意识到这一点，可能会反复进行除菌治疗，最终陷入"泥沼"状态[14]。对于重度萎缩性胃炎的患者，不应采用^{13}C-UBT或快速尿素酶检测来诊断幽门螺杆菌。同样，也不能仅因为这些检测结果呈阳性就认为患者合并有幽门螺杆菌感染和自身免疫性胃炎（AIG）。

　　如果将AIG的内镜检查结果误认为是所谓的"逆萎缩"现象，可能会导致许多AIG病例被漏诊。根据Strickland等人的定义，A型胃炎[19]在临床上指的是进展期和终末期的狭义AIG。AIG分为几个阶段：早期AIG（无明显萎缩或萎缩较少）、中期AIG（活动期），以及进展期和终末期AIG。AIG的分期不仅仅依赖于内镜下的病期判断，还涉及多种血清标志物的变化，包括抗胃壁细胞抗体（anti—parietal cell anti-body，PCA）的阳性率和抗体滴度、抗内因子抗体（anti—intrinsic factor antibody，IFA）的阳性率、胃泌素、胃蛋白酶原（PG）Ⅰ、PGⅠ/Ⅱ比值等。此外，铁缺乏性贫血（iron defi-ciency anemia，IDA）和恶性贫血（pernicious anemia，PA）的发生率也与AIG的不同病期有关[20]。特别是在AIG的早期阶段，有时会出现抗胃壁细胞抗体（PCA）阴性，或者胃泌素、胃蛋白酶原（PG）值没有异常的情况。因此，理解每个病期的特点显得尤为重要。详细内容请参考文献20。

　　下文将探讨早期、中期（活动期）、进展期和终末期各自的内镜观察和病理观察的特征。

1. 早期AIG——最初的变化发生在黏膜深层

参考问题6
→第7页

　　第1章问题6的示例（第7页）就是早期（early stage）AIG。胃体部黏膜没有萎缩表现。可以看到中等程度的弥漫性发红和轻微的黏膜肿胀。在胃窦部没有观察到炎症或萎缩（参考问题6的图a~d）。文献中提到，早期AIG的胃体部观察结果包括发红和肿胀的胃小区[21]，以及呈马赛克样的多角形的胃小区肿大等表现[22]。它们的共同之处是都强调了胃小区的变化。

　　早期AIG的组织学变化，如"第1章问题6的胃大弯的组织学图像"所示，首先表现为固有胃腺的壁细胞变化（以淋巴细胞为主的炎症细胞浸润和壁细胞的变性），同时主细胞数量减少，以及开始出现（假）幽门腺化生。此时，胃黏膜的萎缩并不明显。此外，最近也有报告称，有些早期AIG病例在内镜下看似正常，并没有出现胃体部的内镜所见变化[23]。笔者们还报道了一些更为早期的，甚至可以称之为"超"早期的AIG病例，详情可参考专栏3 "'超'早期AIG——第二层的'塌陷'（缩短）"。早期AIG病例之所以报告 参考专栏3→第100页 不多，可能是因为这些病理变化最初仅发生在黏膜的深层，而黏膜表层的变化较少，导致在内镜检查中不易被发现。这一点与通常首先在黏膜表层出现变化的幽门螺杆菌相关性胃炎明显不同。

2. 中期（活动期）AIG分期通过残留的胃底腺进行评估

进入中期（活动期）后，会出现萎缩性黏膜。而尚未发生萎缩的区域被称为残存胃底腺（remnant oxyntic mucosa，ROM）[24]。在命名时，由于当时认为AIG的胃体部是普遍萎缩的，因此特意强调"非"萎缩黏膜"残存"这一概念。这一现象出现概率，在2020年日本的一项[24]多中心合作研究中报告为31.5%，此后认知度提高，实际上可能更多。根据笔者等人在2022年进行的单个医疗设施的统计数据，这种现象的发生率大约为80%（125例中的157例）[25]。需要认识到这种现象可能出现在除了胃体普遍萎缩的晚期AIG之外的所有AIG分期中。

直接反映AIG分期和进展方式的内镜观察是残存胃底腺。残存胃底腺的形态和分布极其多样。笔者们尝试制定了如**图Ⅱ-1**所示的AIG内镜分期分类[20]。笔者认为，残存胃底腺（ROM）的水平扩散范围体现了AIG炎症和萎缩的进展情况，AIG的炎症和萎缩是多灶性、分阶段逐步发展的。同时，ROM分布的多样性也显示了它与Hp胃炎的区别，它通常不像Hp胃炎的木村·竹本分类那样具有明显的规律性。

3. 进展期和终末期AIG需要注意"泥沼除菌"和固着黏液

有关表现出典型逆萎缩现象的进展期和终末期AIG病例，可以参考第1章问题4的病例B（参考问题图片和病例B的附加图片）。正如该问题的意图所指，对于这种进展期和终末期的AIG，^{13}C-UBT或快速尿素酶测试常常会出现假阳性结果，本章开头也提到，这种现象被称为"泥沼除菌"。

在进展期和晚期的AIG中，固着黏液（sticky adherent dense mucus）的出现频率较高[26]。在日本的一项多中心合作研究中，发现有32.4%的AIG病例中存在固着黏液，这是该时期AIG的主要内镜表现之一。之所以命名为固着黏液，是刻意为了与Hp现症感染伴随的白色浑浊黏液（sticky mucus）进行区分。有时很难鉴别固着黏液和白色浑浊黏液，但它们的明显区别在于背景黏膜。固着黏液出现在以进展期和终末期AIG为代表的高度萎缩性黏膜背景下，而白色浑浊黏液则出现在Hp胃炎的活动期，即尚未完全萎缩且淋巴细胞浸润较多的非萎缩性黏膜中。在萎缩较为严重的胃底腺黏膜中，通常还可以观察到散在的微小的白色隆起（scattered minute whitish protrusion）（32.0%[24]）。

4. 胃窦部未必正常

很多人可能认为自身免疫性胃炎（AIG）的胃窦部是正常的，但实际上，在统计的范围内，胃窦部正常的病例还不到一半，多数情况下都存在不同程度的萎缩性黏膜改变[24]。

此外，胃窦部还可能出现斑状发红（22.1%）、轮状征（22.1%）、脊状发红（10.4%）、隆起糜烂（3.6%）等表现，因此，胃窦部并不一定是"正常"的。如果不了解胃窦部可能出现的这些表现，甚至可能会漏诊进展期AIG。

在胃窦部出现萎缩或肠上皮化生时，可能会考虑合并Hp胃炎或胆汁反流等因素。但对于进展期AIG，要证明Hp的感染史并不容易。毕竟，胃窦部也存在胃底腺（至少幼年期未感染Hp的情况下是这样的）。笔者认为，AIG中胃窦部萎缩的诊断及其与Hp合并感染的问题，实际上更为复杂（详见讨论4"胃窦部的炎症和萎缩"）。

参考讨论4
→第116页

下文中将对上述的主要观察结果进行简要说明。

5. 残存胃底腺的内镜图像和组织学表现（图Ⅱ-2-1~图Ⅱ-2-8）

AIG的残存胃底腺的特征在于其形态和分布极其多样。在高度方向上，可能包括没有隆起的平坦型（图Ⅱ-2-1a~f）、轻微隆起型（图Ⅱ-2-1g、h）以及明显隆起型（图Ⅱ-2-1i、j）等不同形态。明显隆起的部分也被称为"假息肉"[27]。从水平扩散的范围来看，可以分为广泛型（图Ⅱ-2-1a~c、j）、中间型（图Ⅱ-2-1d、e）、局限型（图Ⅱ-2-1f、g、i）等。不言而喻，如果全部都是残存胃底腺，则是完全没有萎缩的早期AIG；如果没有残存胃底腺，则是完全的胃体萎缩（终末期AIG）。此外，需要分别评估高度和扩散范围。比如，同样是隆起型，有些情况下周围的黏膜是萎缩黏膜（图Ⅱ-2-1h、i），而有些情况下隆起则是在周围没有萎缩的广泛型黏膜中形成的（图2-1j）。图Ⅱ-2-1j的病例所示的隆起型胃底腺，其外观类似于克罗恩病的竹节样外观。但是，其组织学特征与克隆病有所区别，表现为全层和弥漫性的炎症，炎症细胞的浸润导致固有胃腺中的壁细胞发生变性和破坏，同时伴有（假）幽门腺化生的进展。可见ECL细胞（肠嗜铬样细胞）的过度增生，这是典型的进展活跃期（advanced florid stage）的AIG表现（图Ⅱ-2-2）。

图Ⅱ-2-3展示的是平坦型残存胃腺和NBI放大观察图像。该病例中，胃底腺形态从正常状态急剧移行为萎缩状态。

图Ⅱ-2-4展示了胃大弯处带状分布的广泛平坦型残存胃底腺在一年后逐渐缩小（萎缩区域扩大）。

那么，基于残存胃底腺的内镜下诊断，能否真实反映组织学上的萎缩与非萎缩情况呢？我们需要对此进行验证。

图Ⅱ-2-5展示了平坦型残存胃底腺内部的活检图像。虽然萎缩和炎症细胞浸润程度较轻，但观察到胃底腺排列出现了异常，腺体区域的壁细胞发生了变性，并伴有颈黏液细胞数量增加，不过没有发现ECL细胞的过度增生。这可能代表了一种早期的病理状态。

图Ⅱ-2-6展示了该病例中残存胃底腺周围萎缩性黏膜的组织学观察图像。在某些区域可以观察到（假）幽门腺，同时肠上皮化生呈现完全型，并伴有中度到高度的淋巴细胞浸润。这相当于进展活跃期（advanced florid stage）至进展终末期（advanced end stage）的组织学特征（尽管可以观察到许多Chromogranin A阳性细胞，但这些在肠上皮化生的腺体中的Chromogranin A阳性细胞并不是ECL细胞，因此不作为评估对象）。

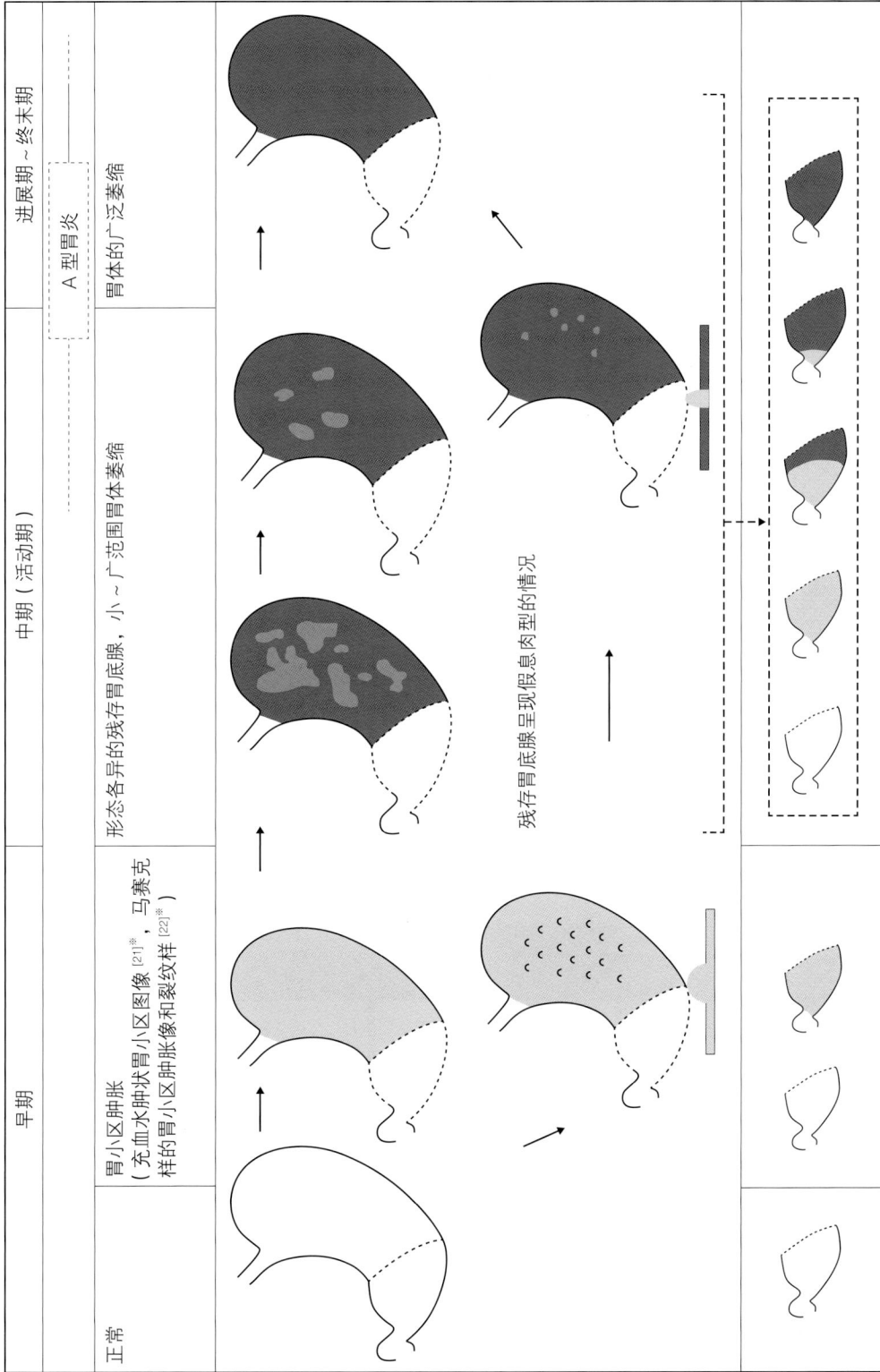

图 II-1 AIG 内镜分期

（转载自参考文献[20]，部分改编）

※根据参考文献[21]和[22]的原著表述，作者获得了许可，进行了必要修改。

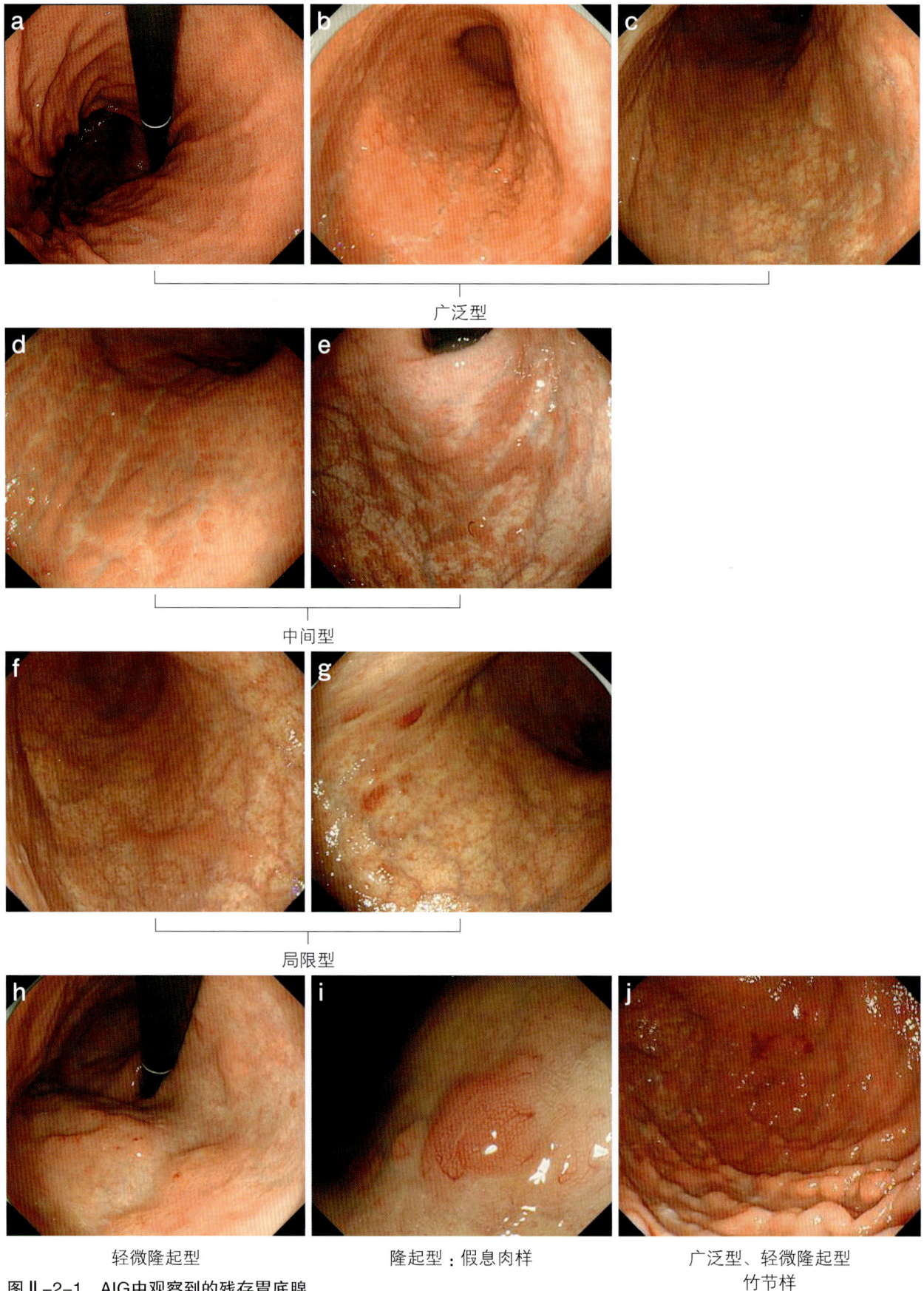

広泛型

中间型

局限型

轻微隆起型　　　　　　　　隆起型：假息肉样　　　　　广泛型、轻微隆起型
　　　　　　　　　　　　　　　　　　　　　　　　　　　　　竹节样

图 Ⅱ-2-1　AIG中观察到的残存胃底腺

AIG中观察到的各种各样的残存胃底腺。根据水平方向的扩散范围可分为：a~c、j：广泛型；d、e：中间型；f、g、i：局限型。根据隆起的程度分为：a~c：无隆起的平坦型；d、g、h：轻微隆起型；i、j：隆起型。高度和扩散范围需要分别评估。即使同为隆起型，周围黏膜可能是萎缩黏膜（h、i），也可能是在没有萎缩的广泛型中形成隆起（j）。

（图b转载自参考文献[24]，图g转载自参考文献[32]）

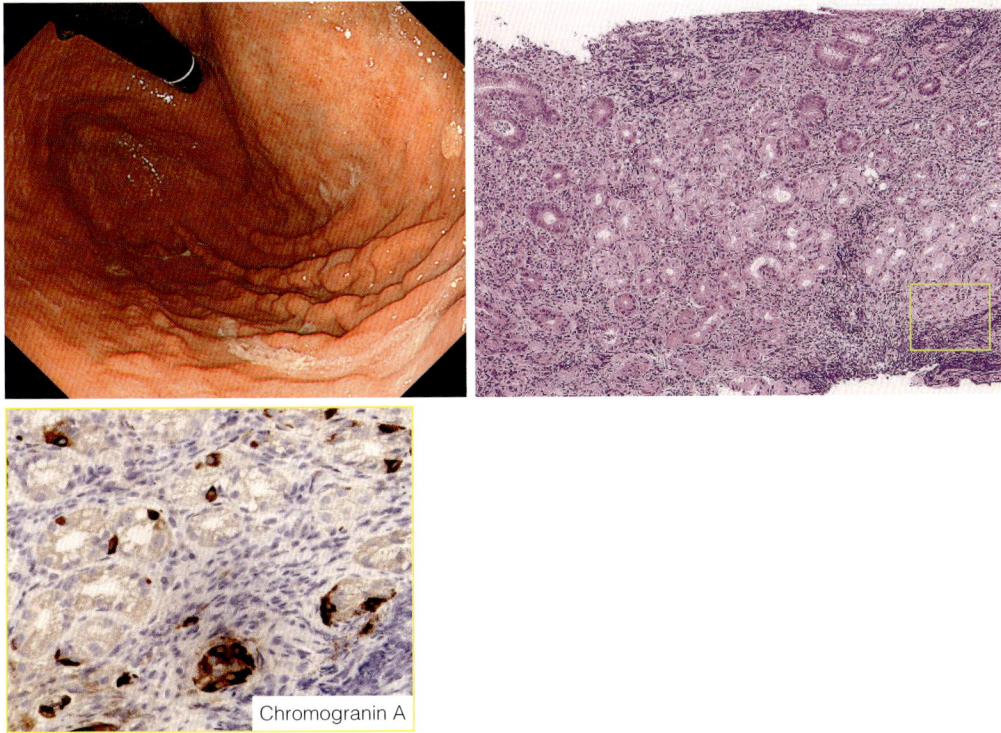

Chromogranin A

放大图像

图Ⅱ-2-2　图Ⅱ-2-1中j（广泛型、轻微隆起型）的另一组内镜图像和组织学图像

本例的内镜图像与克罗恩病中出现的"竹节样"外观相似。但是，组织学图象与克罗恩病有所区别，呈现出全层性和弥漫性炎症。炎症细胞浸润固有腺体，导致壁细胞变性和破坏，同时伴有（假）幽门腺化生的进展。此外，还可以观察到ECL细胞的过度增生，这是典型的自身免疫性胃炎活跃期的表现。

50岁男性：PCA 20x, Gastrin 640pg/mL, Hp IgG Ab < 3

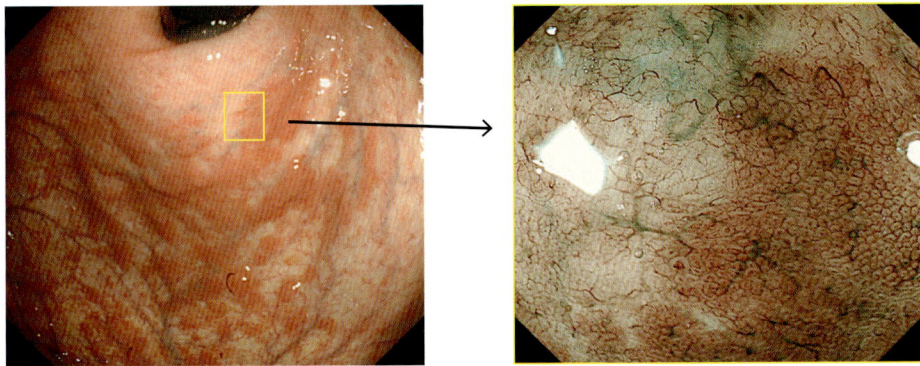

NBI放大图像

图Ⅱ-2-3　平坦型残存胃腺及其NBI放大观察图像

平坦型残存胃腺的NBI放大观察图像，本例中从正常的胃底腺类型急剧移行到萎缩型。

（左图转载自参考文献[24]）

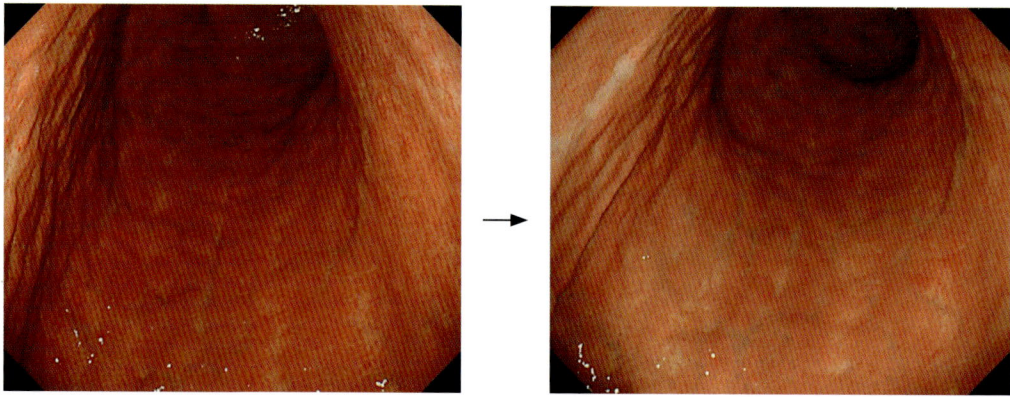

20XX年4月　　　　　　　　　　　　20XX+1年6月

图Ⅱ-2-4　残存胃底腺随时间的变化

本例中，胃体大弯处带状分布的广泛且平坦的残存胃底腺，在一年后显示缩小（萎缩区域扩大）

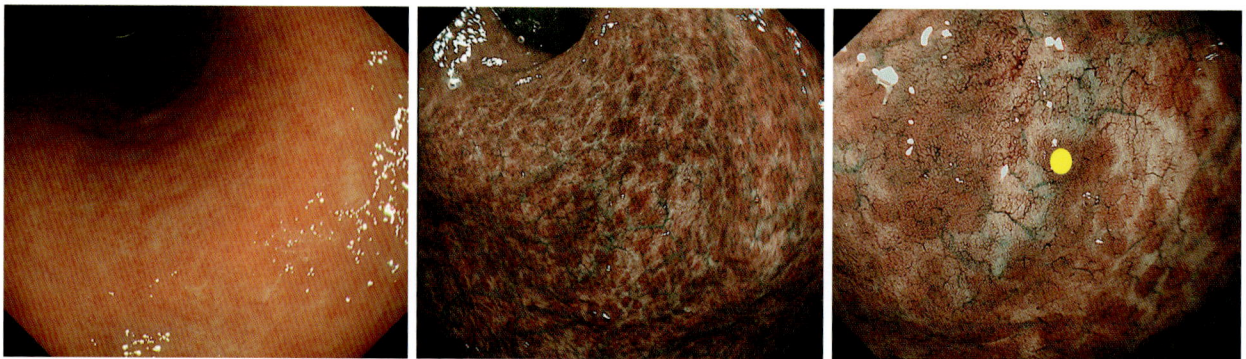

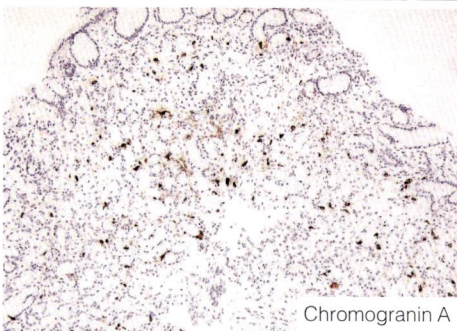

Chromogranin A

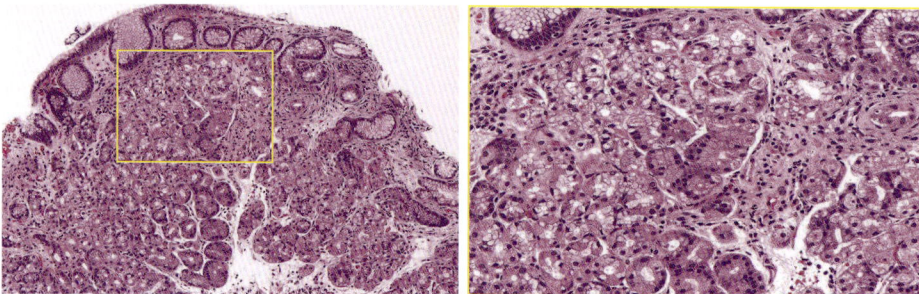

放大图像

图Ⅱ-2-5　平坦型残存胃底腺内部的组织学特征

萎缩和炎症细胞浸润程度轻微，胃底腺排列出现异常。在腺体区域，随着壁细胞的变性，颈黏液细胞数量增加，但未发现ECL细胞增生。这些特征可能对应于病变的早期病理阶段。

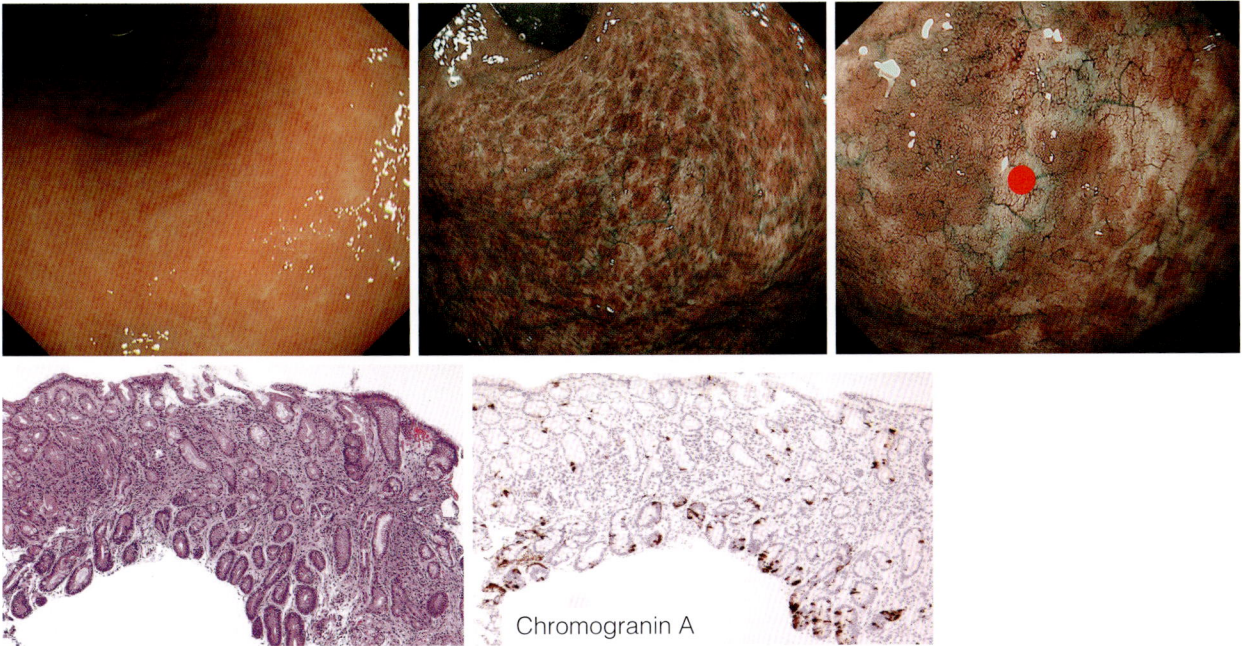

图 Ⅱ-2-6　平坦型残存胃底腺周围萎缩性黏膜的组织学图像

在部分区域可以观察到（假）幽门腺，同时伴有广泛分布的完全型肠上皮化生，并有中度至高度的淋巴细胞浸润。这些组织学特征与自身免疫性胃的进展活跃期至进展终末期阶段相符。另外，虽然检测到大量Chromogranin A阳性细胞，但肠上皮化生的腺体中的Chromogranin A阳性细胞不是ECL细胞，因此不作为评估对象。

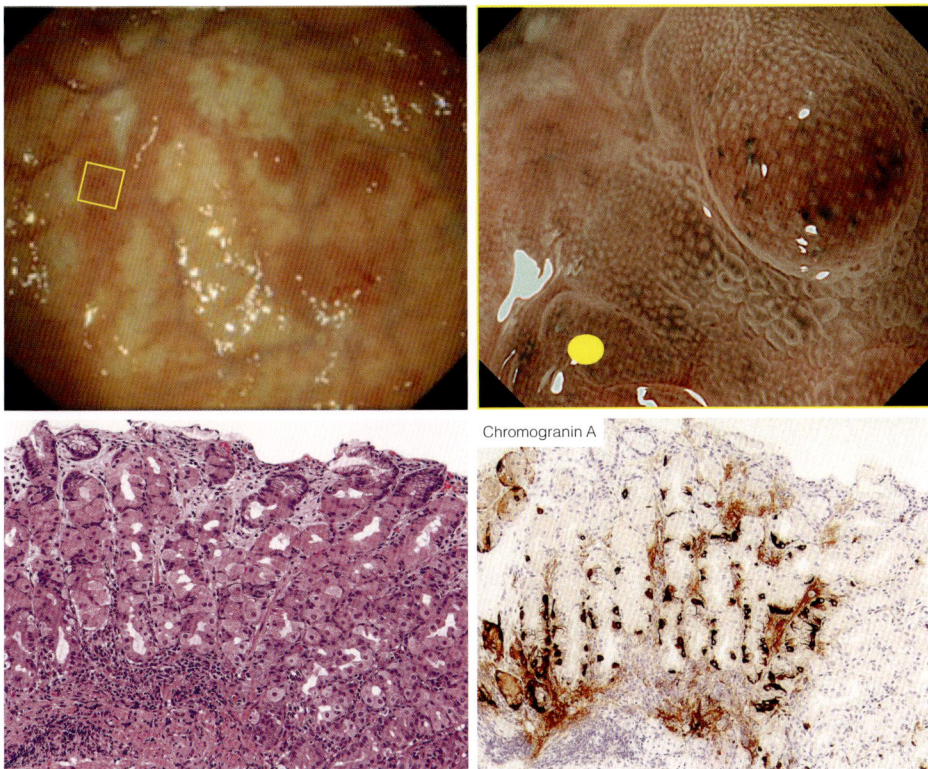

图 Ⅱ-2-7　轻微隆起型残存胃底腺内部的组织学图像

可见壁细胞出现假性肥大的变性，在黏膜深层观察到淋巴细胞浸润。ECL细胞的过度增生表现为线性型和部分管状型，符合早期病理阶段的特征。

与图 Ⅱ-2-5的病例相比，本例的壁细胞假性肥大更为显著。这种差异可能反映了残存胃底腺高度的不同。

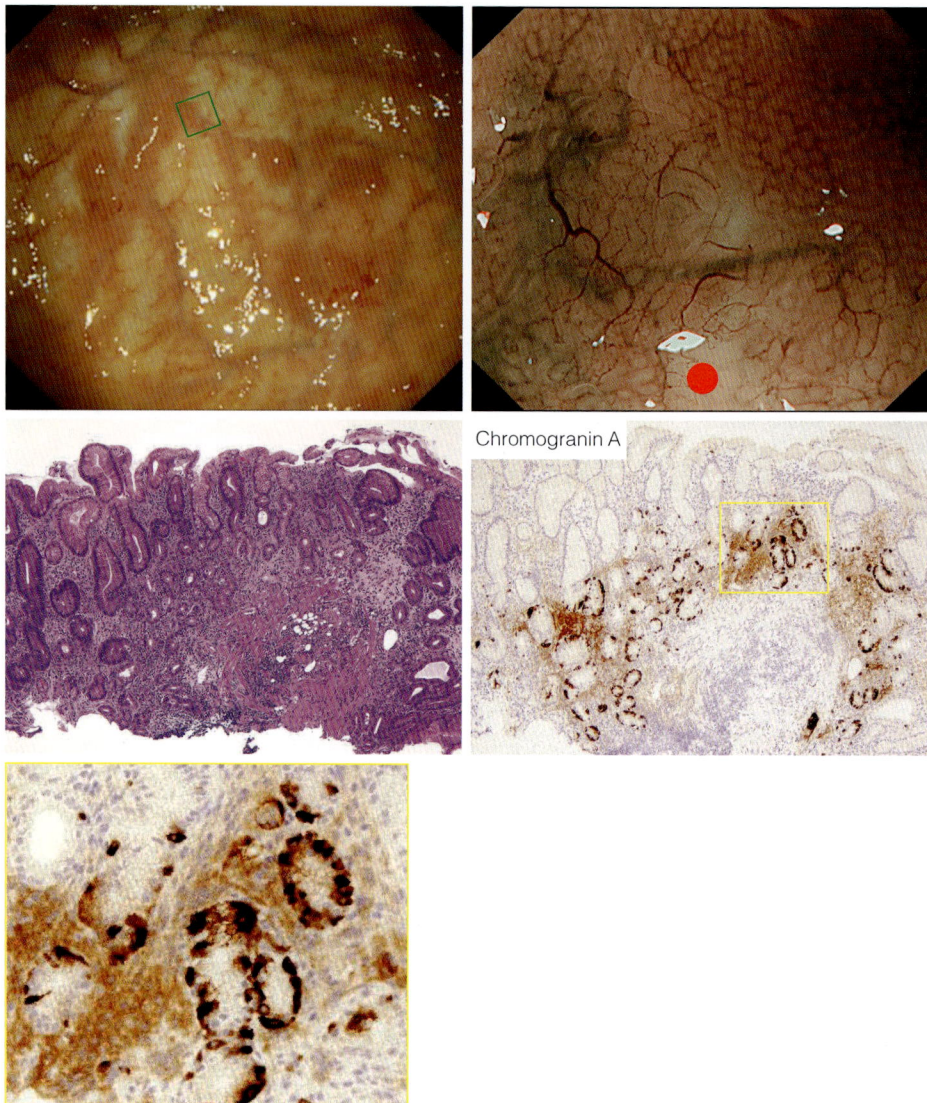

Chromogranin A

放大图像

图Ⅱ-2-8　轻微隆起型残存胃底腺周围萎缩性黏膜的组织学图像
壁细胞和主细胞的数量明显减少。单核细胞浸润主要发生在黏膜的深层，小凹上皮的增生较为显著，而ECL细胞的增生主要表现为管状，也可见结节状增生。符合典型的进展活跃期的组织学表现。

　　由此可见，内镜下观察到的残存胃底腺及其周围的萎缩性黏膜，明确地显示了AIG在组织学上的不同病期。那么，为什么这些残存胃底腺会有平坦或者隆起等不同的形态呢？图Ⅱ-2-7显示了轻微隆起的残存胃底腺的内部活检图像。它呈现了早期阶段的病理特征，其中可以观察到黏膜深层的淋巴细胞浸润以及壁细胞的假性肥大现象。与图Ⅱ-2-5中的病例相比，该病例的壁细胞的假性肥大更为显著。由于小凹上皮的高度没有明显差异，可以推测隆起型病变的形成可能与壁细胞的假性肥大有很大关系。在本例中，残存胃底腺周围萎缩性黏膜的组织学图像（图Ⅱ-2-8）显示，壁细胞和主细胞显著减少，单核细胞浸润在黏膜深层较为明显，小凹上皮的过度增生非常明显。ECL细胞过度增生主要呈现为管状，同时也可观察到结节状形态。这是典型的进展活跃期（advanced florid stage）的组织学特征。

6. 进展期和终末期AIG的内镜图像和组织学表现（图Ⅱ-3）

图Ⅱ-3展示了进展期和终末AIG的内镜图像和组织学表现。胃底腺已完全消失，表现为普遍性萎缩。组织学观察可见（假）幽门腺结构，但黏膜已高度萎缩，肠上皮化生显著，伴有明显的炎症细胞浸润和黏膜肌层的增厚。ECL细胞的过度增生主要表现为管状结构，有时也会在腺管外形成结节状，这些结节状结构被称为内分泌细胞微小胞巢（endocrine cell micronest，ECM）。这些特征是AIG进展期至终末期的病理学表现。

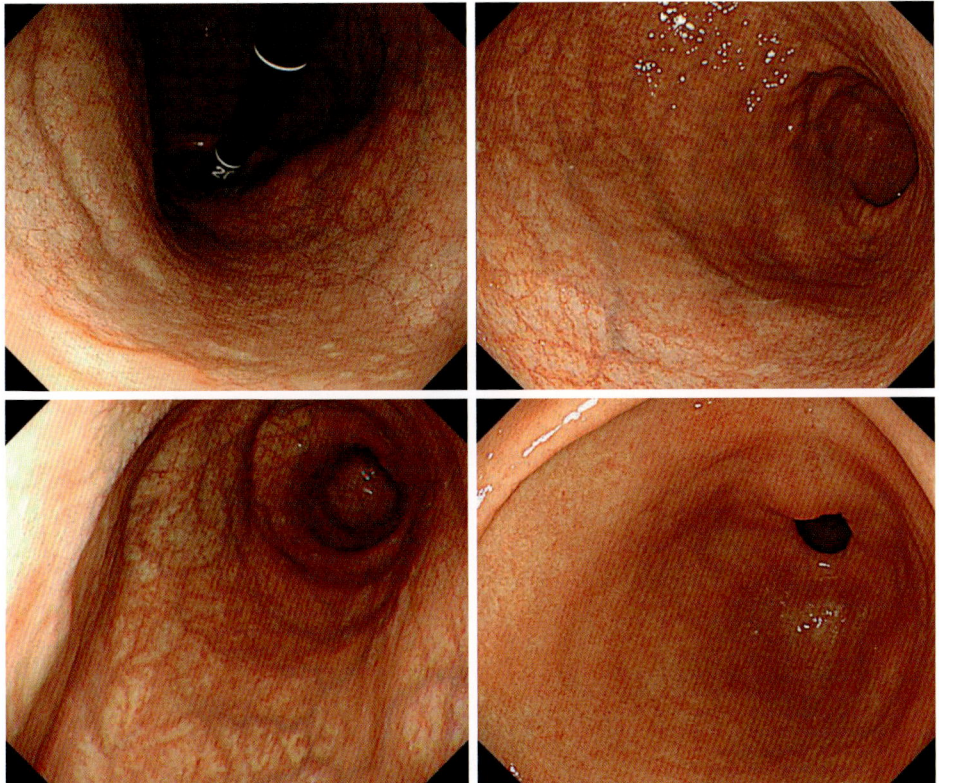

胃体部小弯的组织学图像

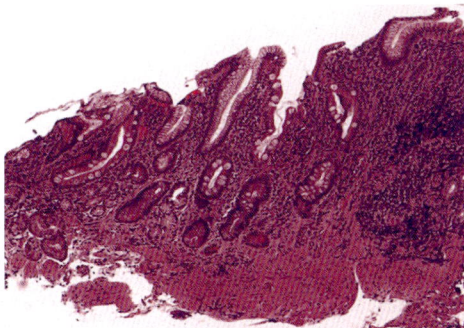

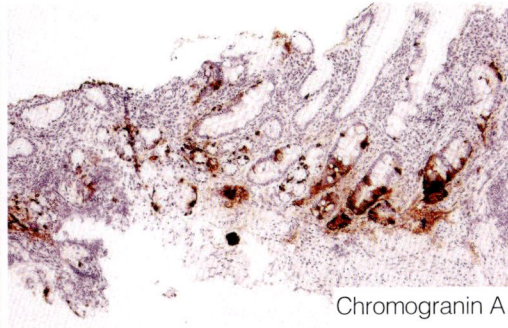

Chromogranin A

70s Female、PCA 10 x、Gastrin 5820 pg/mL、
Hp IgG Ab < 3

图Ⅱ-3　AIG进展期至终末期的内镜图像和组织学表现
内镜检查结果显示，胃底腺已完全消失，胃黏膜呈现广泛萎缩。从胃体小弯部位取得的活检样本组织学观察显示，存在（假）幽门腺，且黏膜表现为高度萎缩，伴有完全型肠上皮化生，同时有显著的炎症细胞浸润和黏膜肌层增厚。
ECL细胞的增生主要表现为管状型，同时在腺管外也可以观察到结节状的增生，这种现象也被称为内分泌细胞微小胞巢（endocrine cell micronest，ECM）。这是进展期至终末期的病理图像。

7. AIG中观察到的其他内镜表现（固着黏液、散在的微小白色隆起、增生性息肉、多样化的胃窦部）

固着黏液　如图Ⅱ-4所示。图Ⅱ-4a与问题4病例B相似，更像是豆腐渣样固体物质而非黏液。其他还有薄的黄灰白色（图Ⅱ-4b）、乳白色（图Ⅱ-4c）等，颜色多样。如果试图去除，容易导致出血（图Ⅱ-4d、e）。其与Hp现症感染的白浊黏液、PPI·P-CAB给药时可见的网状黏液的区别请参考第2章"答案与解析4"（第24页）。

散在的微小白色隆起　见图Ⅱ-5。这种表现在很多情况下与白球征（white globe appearance，WGA[28]）相同，但在多中心合作研究[24]中，由于只收集了普通白光观察下的病例，而NBI放大观察的病例有限，因此收集的数据中可能混有WGA、淋巴滤泡以及其他类似的观察结果。因此，在该研究中，有意识地避免将这类观察结果归类为WGA。表层上皮下方扩张的腺体呈现囊泡状结构（图Ⅱ-5c）。可以在其内部观察到上皮和淋巴细胞等脱落物（图Ⅱ-5d）。背景黏膜的组织学图像特征与典型的进展活跃期（advanced florid stage）相符，并且可以观察到ECL细胞的过度增生（图Ⅱ-5c、e）。

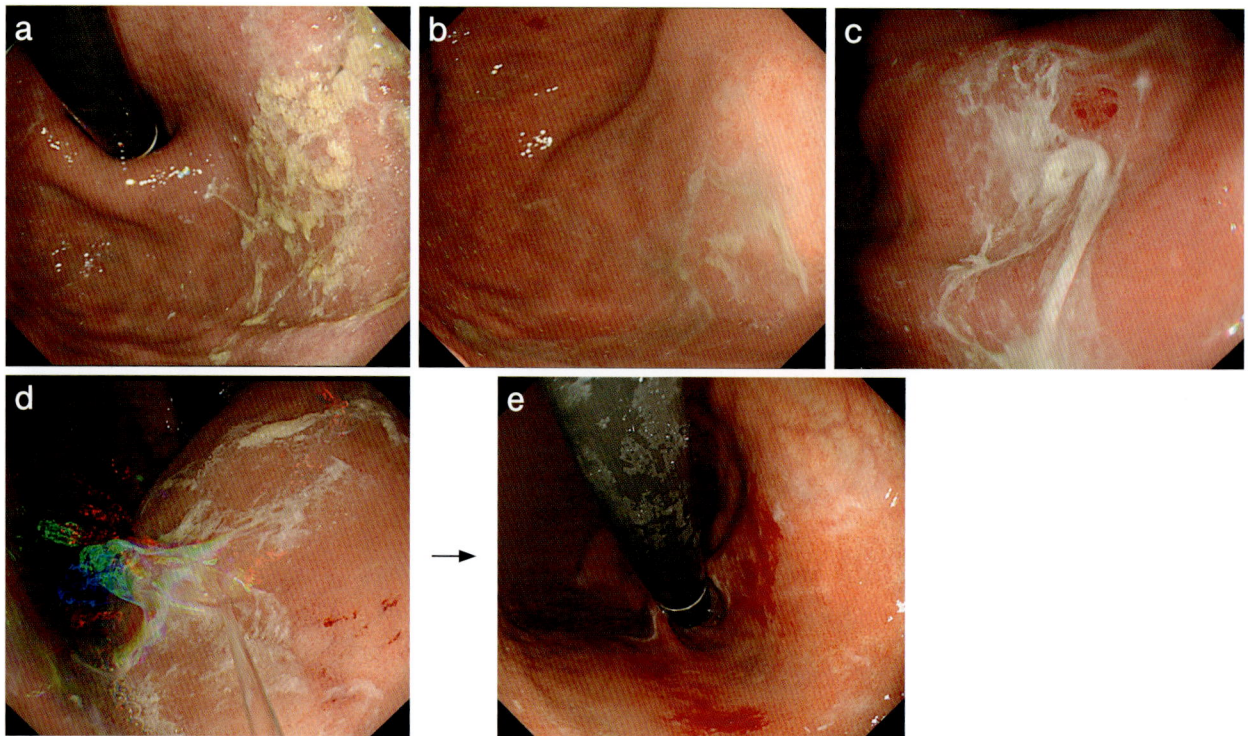

图Ⅱ-4　AIG中观察到的固着黏液（sticky adherent dense mucus）
图Ⅱ-4a与问题4病例B相似，更像是豆腐渣样固体物质而非黏液。其他还有薄的黄灰白色（图Ⅱ-4b）、乳白色（图Ⅱ-4c）等，颜色多样。如果试图去除，容易导致出血（图Ⅱ-4d、e）

（图4c转载自参考文献[23]）

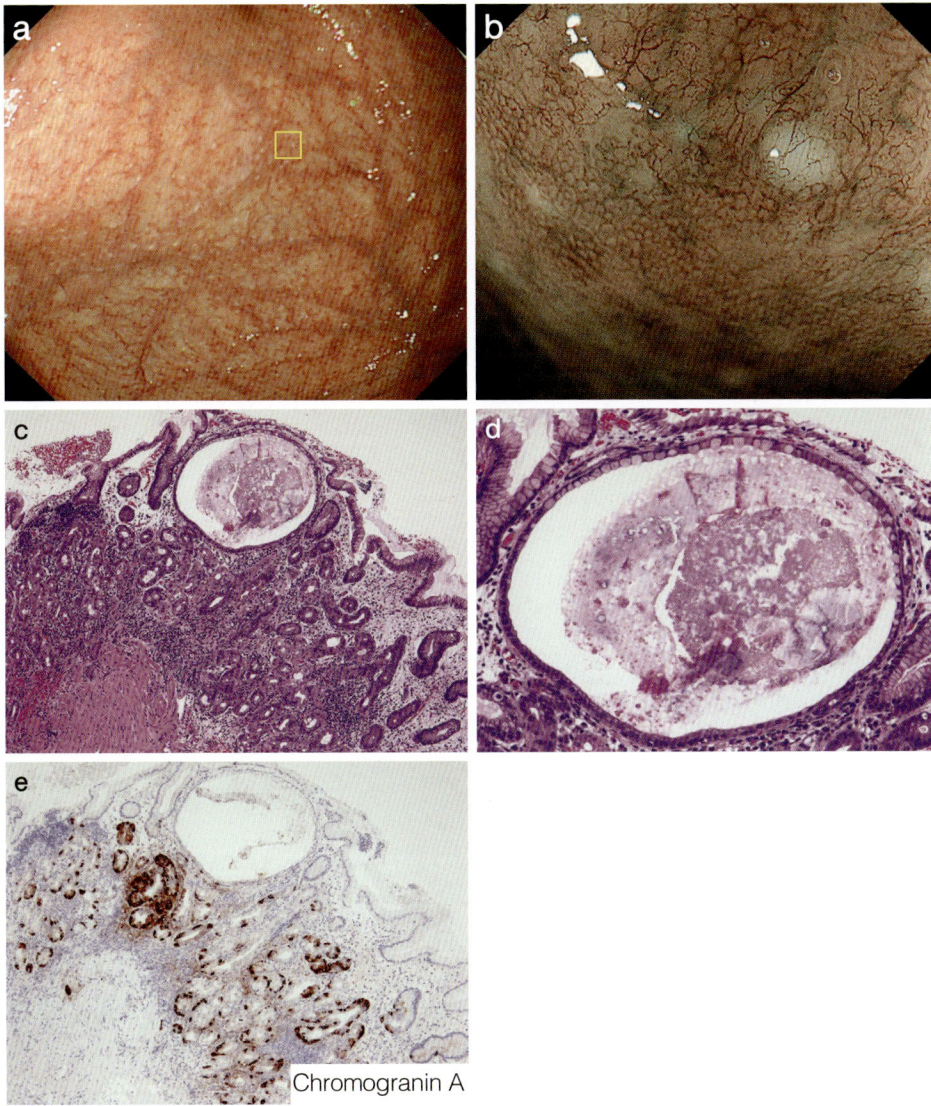

图Ⅱ-5　散在的微小白色隆起（scattered minute whitish protrusions）≒white globe appearance

该病例为散在的微小白色隆起，WGA（白色球状隆起）为同义（b）。表层上皮下方扩张的腺体呈现囊泡状结构（c），其内部可观察到上皮细胞和淋巴细胞等的脱落（d）。背景黏膜的组织学表现与进展活跃期（advanced florid stage）相符，可见ECL细胞的过度增生（c、e）。

（图5c转载自参考文献[32]）

增生性息肉　在AIG的各个病期中，增生性息肉（hyperplastic polyp）的出现较为频繁。图Ⅱ-6展示了1例AIG增生性息肉。在AIG中，增生性息肉的发生率较高（52/245例，21.2%）[24]。特征性的表现包括有时能观察到形状类似棍棒状、鲔鱼状或冰柱状的巨大息肉（图Ⅱ-6b、c）。

多样化的胃窦部　图Ⅱ-7展示了胃窦部的不同表现。如前文4中所述，AIG的胃窦部并不总是正常的（图Ⅱ-7a），而是会呈现出不同程度的萎缩性变化（图Ⅱ-7b~d）。这种情况下，通常可见从口腔侧向幽门方向逐渐出现的萎缩性变化。除了萎缩之外，还可以观察到斑状发红（图Ⅱ-7e）、轮状征（图Ⅱ-7f、g）、脊状发红（第2章"答案与解析4"中的B的附加图像）、隆起糜烂（图Ⅱ-7h）等表现。图Ⅱ-7中的发生率是基于一项多中心合作研究[24]的结果。

参考答案与
解析4→第
25页

8. AIG胃体部的NBI放大图像表现

　　AIG胃体部放大NBI观察所见多种多样，但往往与Hp现症感染的观察表现截然不同。根据病理学上的病期，大致可以分为三大模式：a）早期：腺体形态为圆形至椭圆形，边缘隐窝上皮（MCE）略宽，腺体开口呈针孔状或细长或两者同时存在但难以辨认；b）进展活跃期：腺体形态为类圆形或椭圆形或田垄状，MCE较宽，针孔状的腺体开口几乎不可见或呈细长状；c）进展终末期：腺体形态不规则或呈田垄状或不清晰，MCE通常较宽但形态多样，针孔状的腺体开口不可见。AIG胃体部的放大NBI观察表现可以分为这3种主要模式。

参考讨论3
→第96页

　　请参考讨论3"AIG胃体部NBI放大图像的各种表现"。图Ⅱ-8展示的病例属于b）类。

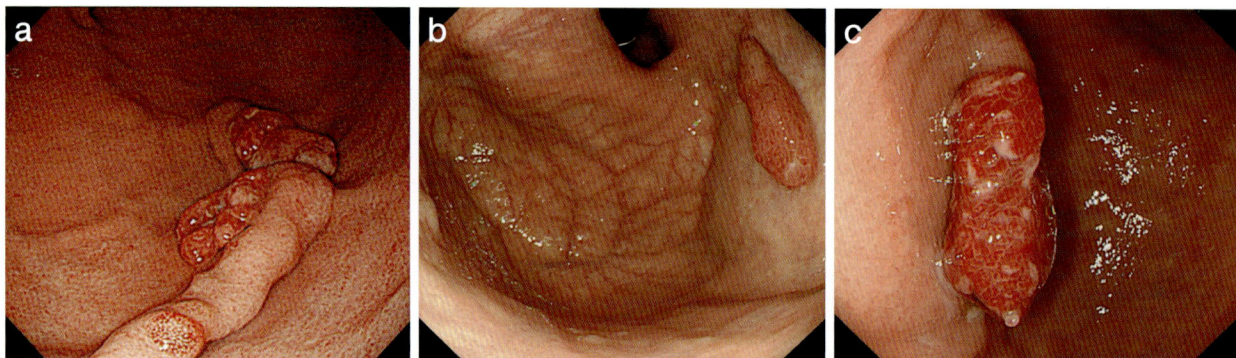

图Ⅱ-6　AIG中观察到的的增生性息肉
AIG中增生性息肉的发生率较高（52/245，约占21.2%）[23]。有时，可以观察到形状类似棍棒状、鲔鱼状或冰柱状的巨大息肉。

（图6b转载自参考文献[33]）

萎缩扩大

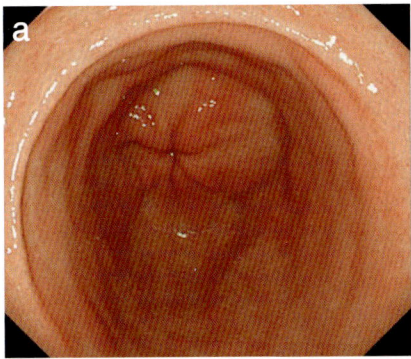

正常色调 无萎缩
81/198（40.9%）

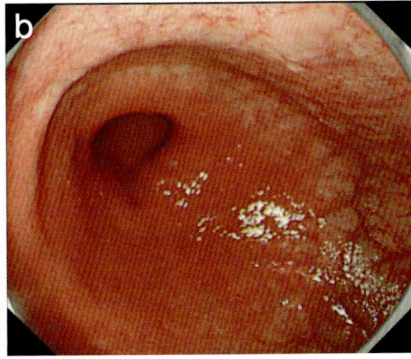

半萎缩
16/198（8.1%）

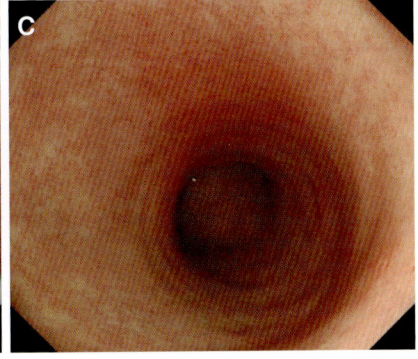

大半萎缩
48/198（24.2%）

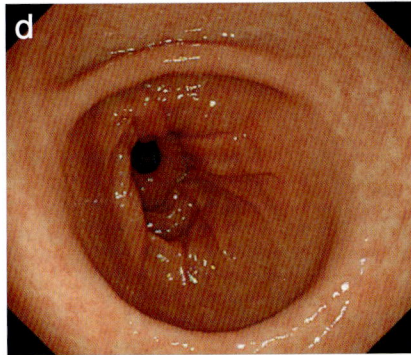

几乎全部萎缩
21/198（10.6%）

胃窦部表现

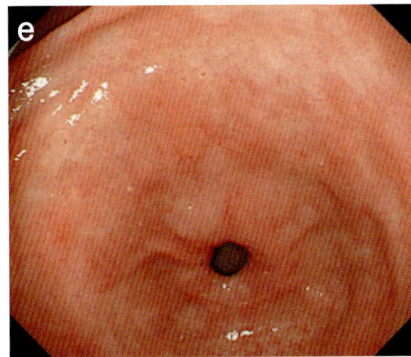

斑状发红
49/214（22.9%）

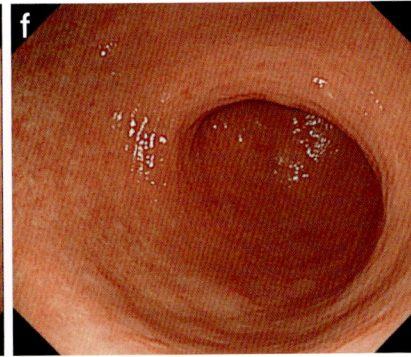

轮状征
41/215（19.1%）

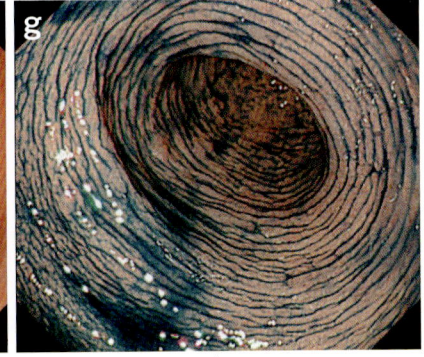

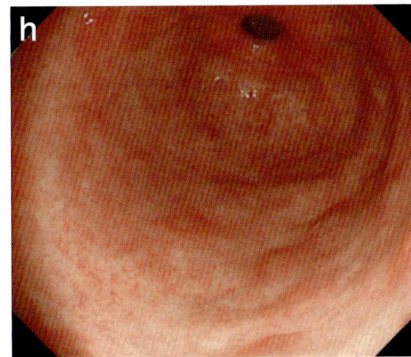

隆起性糜烂样
13/214（6.1%）

图Ⅱ-7　AIG在胃窦部的表现
AIG的胃窦部表现各异。数据来自中心合作研究[24]。

（图7a～h转载自参考文献[24]）

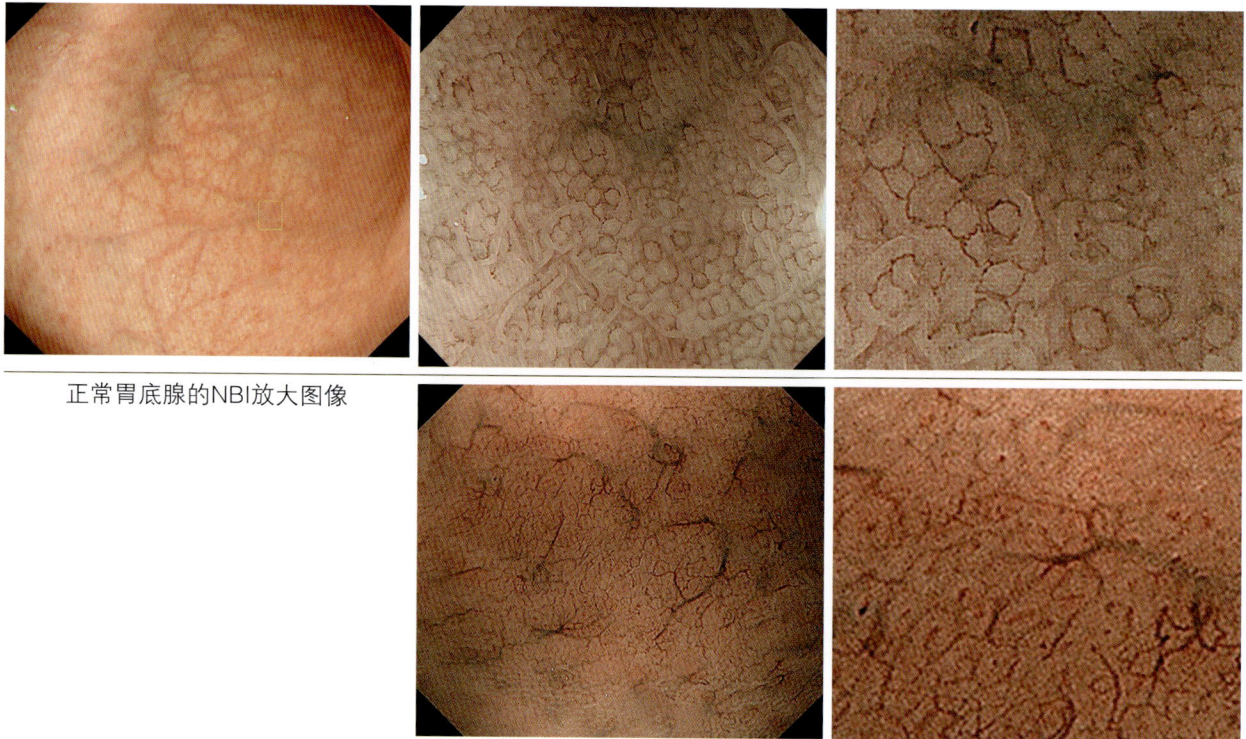

正常胃底腺的NBI放大图像

图Ⅱ-8　NBI放大观察之一：MCE广泛分布，没有针孔状的隐窝开口，观察到不规则的圆形至椭圆形的黏膜图案

这是1例AIG的放大NBI观察所见，广泛存在MCE，没有针孔状的隐窝开口，观察到不规则的圆形至椭圆形的黏膜。由上皮下毛细血管形成的腺管形态呈圆形或类圆形，看似接近正常的胃底腺。但隐窝开口不清晰，看起来好像腺开口部脱落了一样，丸山等研究者将这样的表现命名为"脱壳征"[34]。相当于隐窝边缘上皮（八木教授等称为white zone）的区域非常广泛。下方展示了正常胃底腺的NBI放大图像，用作比较。从圆形至类圆形的腺管形态中可以看到点状的腺开口。

9. 病理学分期

图Ⅱ-9展示了AIG的病理学分期，供参考。一并记录了典型的病理分期[29-30]以及日本内镜学会相关研究会最近提议的分类[31]。两者大致相似，但特点是对炎症细胞浸润的评估有所不同。在早期阶段，一个明显的特征是第2层（壁细胞较多的层）与第3层（主细胞较多的层）之间的界限变得模糊。即使存在ECL细胞的过度增生，也是以线性为主。当病情发展到进展活跃期（advanced florid stage），由于严重的炎症和萎缩、壁细胞和主细胞消失、（假）幽门腺化生进展以及小凹上皮层过度增生，（小凹上皮）/（固有腺）的比例会上升并发生逆转。ECL细胞的过度增生以管状形态为主，也会出现结节状形态。当病情发展到进展终末期（advanced end stage）时，炎症会消退，（假）幽门腺化生和肠上皮化生显著加剧，胃底腺会明显萎缩甚至消失。ECL细胞的过度增生除了管状形态外，结节状形态也更加明显。

请再次回顾总论中展示的各个病例的病理组织学图像。

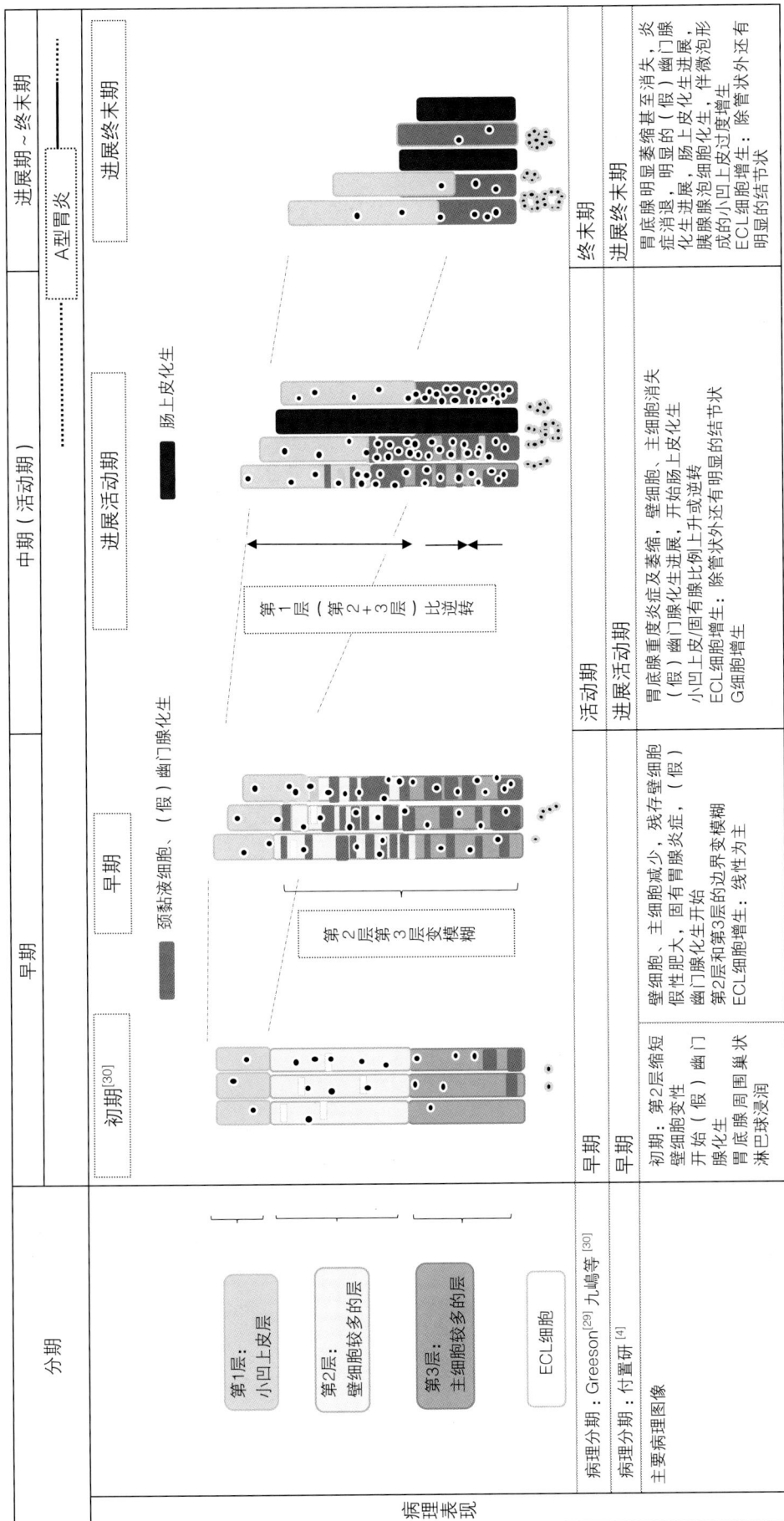

图 II-9 AIG 的病理分期

（引用参考文献[14]，部分修改）

需要注意病理为局部评估，胃内可能存在多个不同病理分期。

日本AIG研究的转折点

这张照片拍摄于2015年12月某日的深夜，在仓敷的一个瞬间。在春间贤医生的号召下成立的AIG研究小组委员会（Committee of AIG Research Group，CARP）吸引了全国各地的成员聚集一堂，展开了激烈的讨论。笔者认为这一刻标志着日本AIG研究的转折点。

在该研究小组成立之初，普遍的认识还是经典的A型胃炎[19]，即伴随有高度的胃酸分泌障碍和高胃泌素血症的胃体部广泛萎缩。尽管病理学上对AIG的早期表现已经有了一定的认识，但这些认识大多局限于个别病例的诊断。在内镜检查领域，对于胃体萎缩尚未明显发展的萎缩性胃炎病例，人们的认识还相当有限，这种情况不仅在国内存在，即便是在国际医学界，对此也知之甚行。

不过，随着研究的持续推进，关于AIG的知识得到迅速积累。这背后的推动因素包括：有报道称，ABC筛查的D组中发现AIG患者较多[18]，以及在"泥沼除菌"的病例中AIG患者较多，发现AIG的机会增加。此外，健康体检的内镜检查也出乎意料地频繁发现了AIG病例[69–70]。

5年后，本研究小组的成果被整理为日本首次多中心合作研究成果[24]。这项成果报告指出NET Type1的合并率为11.4%，胃癌的合并率为9.8%。报告有许多值得关注的地方，但最重要的是提出了新的内镜观察特征。尽管之前海外已有关于假性息肉形态的报道，但这份报告中首次全面展示了包括平坦型在内的残存胃底腺（remnant oxyntic mucosa，ROM）。

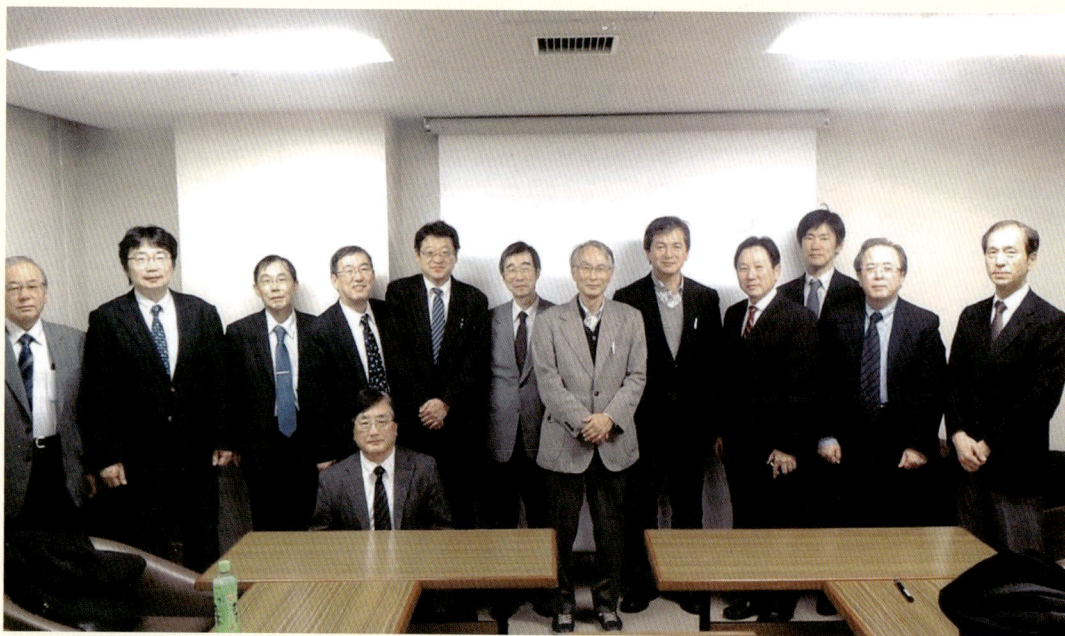

图　A型胃炎共识会议（AIG研究小组委员会：CARP）与会成员
　　（2015年12月）

为了与Hp现症感染时出现的白色浑浊黏液进行区分，该报告还提出了AIG的固着黏液这一名称。此外，报告还指出胃窦部并不一定"正常"，在超过半数的病例中，或多或少都存在萎缩表现，并且局部观察到斑状发红、轮状征、脊状发红等表现的情况也不在少数。

现在，日本已经报告了许多早期AIG的内镜图像。对于AIG，从早期到进展期乃至终末期（A型胃炎）的整体认识，以及对其自然病史的把握，变得越来越重要[20]。而通过内镜判断AIG分期的关键则是残存胃底腺。

自那之后已经过去了8年，AIG研究仍然处于重大转折的过程当中。

AIG胃体部NBI放大图像的各种表现

通过NBI放大图像，能够一定程度上预估AIG的病期。但能否通过NBI放大图像来鉴别Hp胃炎等其他胃炎呢？目前还无法做到。

首先需要明确的是，在AIG中，炎症和萎缩最初通常发生在胃黏膜的深层。而胃小凹上皮层不太容易受到炎症和萎缩的影响，其结构往往保持相对稳定，或者常表现为过度增生。首先需要理解，对于AIG的这些病理特征，通过NBI放大图像只能观察到胃黏膜表层的一小部分区域。

在第2章总论Ⅱ的"8.AIG胃体部NBI放大图像表现"部分，介绍了根据病理学分期可以将AIG分为三大类（第90页）。在此，我将从我自身经历的众多病例中挑选几个代表性的病例进行展示。请比较病例A、病例B和病例C的NBI放大图像。除了早期的AIG和萎缩非常严重、表层完全被肠上皮化生（IM）替代的晚期AIG之外，AIG胃体部的NBI放大图像表现通常大致可以分为这3类。

首先介绍图1，该病例能够反映相对早期阶段的特征。你会注意到，整体上相当于小凹边缘上皮（八木教授等称作"白区（white zone）"）的区域非常广泛。腺管的形态是圆形到椭圆形，其中部分可见点状或针孔状的隐窝开口（cryptopening，CO）（图1a）。这个区域在普通白光观察中通常对应于正色调区域（图1b）。关于这个区域的组织学细节，我将留给图示说明来详细解释，但就NBI放大图像而言，重要的是固有腺体相对得到了保留，而且小凹上皮出现了增生，高度增加，同时在垂直方向上保持了一定程度的排列整齐性（图1c）。换言之，像本例这样的NBI放大图像，反映了固有腺体相对保留，且伴有增生的小凹上皮层的排列整齐性得以保持，这通常表示病理学上的早期（early stage）AIG。

图2的病例是反映中期至进展活跃期的病例。与病例A相比，腺体的形态和大小呈现出不均匀性。几乎看不到针孔状的隐窝开口（cryptopening，CO）（图2a：第1章问题7的图像）。在普通白光观察下，这个区域通常对应于正色和褪色色调混合的区域（图2b：第1章问题7的附加图像a–2）。从组织学图像来看，该区域的固有腺体被（假）幽门腺化生黏膜替代，固有腺体的长度缩短。与病例A相比，小凹上皮在深层失去了垂直方向的排列整齐性，并且隐窝开口浅，表层扩张更为明显（图2c）。从病理学角度来看，这相当于进展活跃期（advanced florid stage）。病例A和病例B的组织像存在明显差异，而这种差异也反映在两者的NBI放大图像上。

图3的病例可以认为是反映进展活跃期到进展终末期的病例。图3的病例的腺体形态以管状和田垄状为主，观察不到圆形或针孔状的隐窝开口（CO）（图3a）。在普通白光观察下，该区域表现为重度黏膜萎缩（图3b）。从组织学角度来看，本应构成固有腺体的壁细胞和主细胞已经完全消失，小凹上皮的排列整齐性丧失，变得肥大，并且小凹在表层浅部扩张（图3c）。这反映了从进展活跃期到进展终末期（advanced end stage）的病理变化。本例的NBI放大图像反映了重度萎缩的AIG小凹上皮中可以观察到的特征。

通过对比NBI放大图像，能够获得一定程度上反映AIG病理分期的特征。在病例A和病例B中，可以看到由网络状的毛细血管构成的圆形的隐窝开口，但中央的点状隐窝开口并不明显。丸山等研究者将这种表现称为"脱壳征"（cast-off skin appearance，CSA），并推测隐窝开口不清晰的原因可

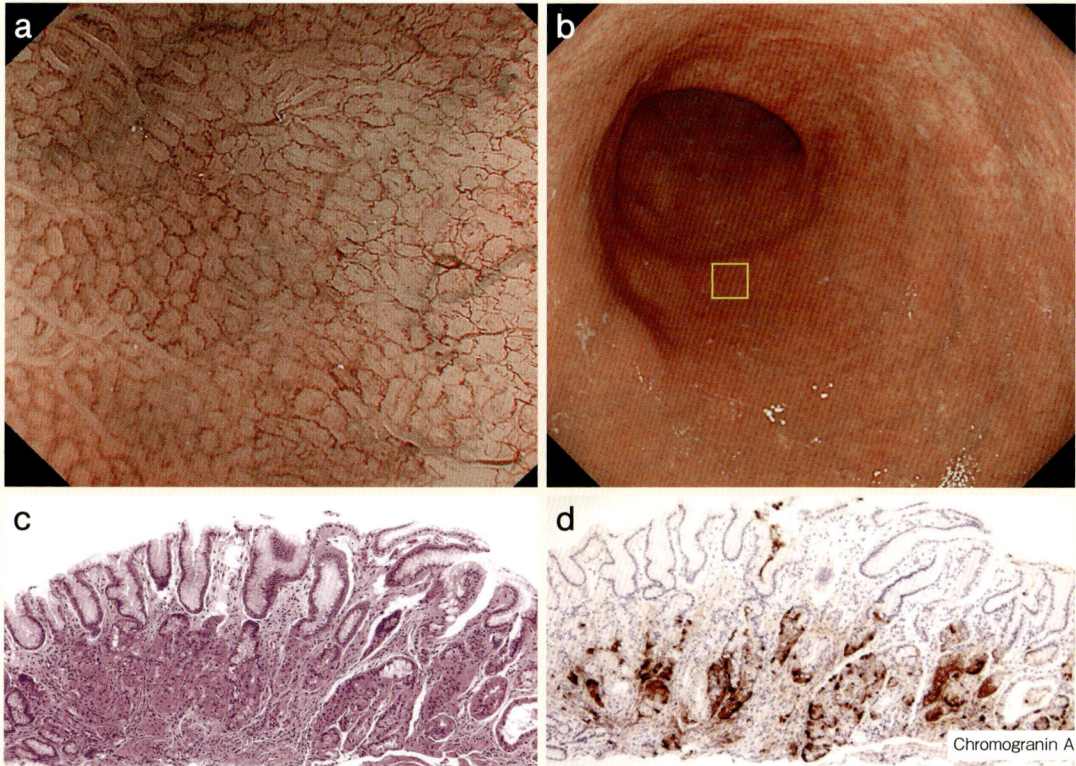

图1　病例A：反映早期的表现

a：NBI放大图像。整体上，相当于小凹边缘上皮（八木教授等人所称的white zone）的区域非常广泛。腺管形态呈圆形至椭圆形，可见部分点状或针孔状的隐窝开口。

b：普通白光内镜图像。皱襞已经消失，但仍有部分区域保持着正常色调。NBI放大图像中相应部位用黄框标出，该区域保持着正常的色调。

c：组织学图像。胃固有腺体相对保持完整，但壁细胞表现出假性肥大，腺底部（主细胞层）变得不清晰，部分区域可见（假）幽门腺化生。小凹上皮呈现增生性，小凹上皮长/固有腺长的比例上升。在腺颈部较深部，存在轻度至中度的以淋巴细胞为主的炎症细胞浸润，并且可见固有腺体内的浸润。

d：在Chromogranin A染色中，可以观察到ECL细胞的线状过度增生。这是早期（early stage）的图像。

能是固有腺体的萎缩导致小凹变浅。正如前文所述，无论是病例A还是病例B，都没有出现这种点状的隐窝开口，笔者推测这可能与小凹上皮形态的差异（排列整齐性）有关。今后将通过积累更多与病理观察相对比的病例来进行进一步的研究。

那么，这些NBI放大图像是否有助于区分其他类型的胃炎呢？比如与Hp胃炎进行区分。请参考第1章问题7的选项2中展示的Hp现症感染的病例（第8页）。我们首先会注意到，可见的褐色区域（血管和红细胞）数量众多。这正是弥漫性发红的本质所在。相比之下，本章节探讨的AIG病例中，可见的褐色区域相对较少。这反映出了在AIG中，黏膜表层的炎症较少，同时小凹上皮过度增生或过度成熟。但笔者认为很难与Hp既往感染进行区分。在Hp既往感染的病例中，由于炎症较少，且小凹上皮常常出现过度增生，因此在萎缩不太明显的区域，褐色区域同样不太显著。目前看来，如问题7中的病例C所示，如果存在伴随地图样发红的凹陷，则可以进行区分。然而，如果没有这些特征，似乎缺乏一个明确的标准来区分AIG。

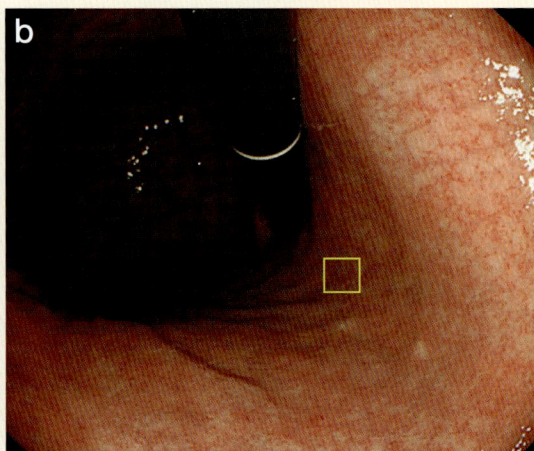

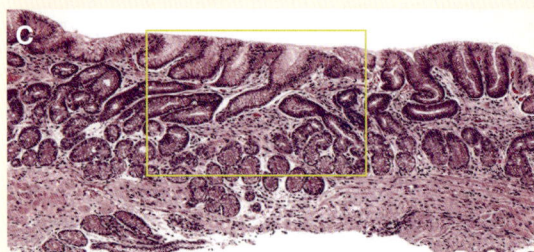

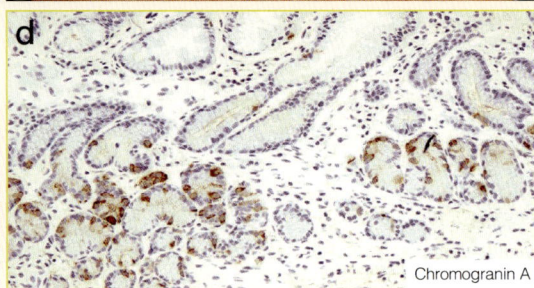

图2　病例B：反映中期至进展活跃期的表现

a：NBI放大图像。这是问题7中病例A的图像。腺管图案呈圆形至椭圆形，但相比图1a更加不规则，大小也各不相同。几乎不存在点状的隐窝开口。

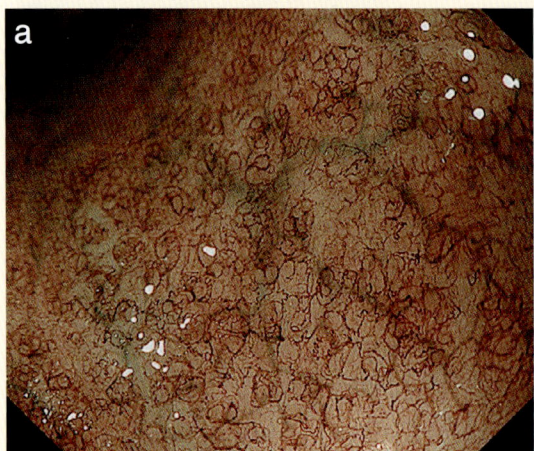

b：普通光图像。这是问题7的附加图像a-2。胃体部整体略显褪色，但有光泽。NBI放大图像的相应部位用黄框标出，该区域接近正常色调。

c：组织学图像：壁细胞和主细胞几乎不可见，被（假）幽门腺化生黏膜所取代。与病例A相比，深部的小凹上皮的垂直方向排列性已经丧失。小凹上皮呈现过度增生性，小凹在表层浅且开口扩大，深部则形成了类似幽门腺的分支状腺体。炎症细胞浸润的程度与病例A相似或稍多。

d：在Chromogranin A染色中，可以观察到ECL细胞的过度增生。相当于进展活跃期（advanced florid stage）。

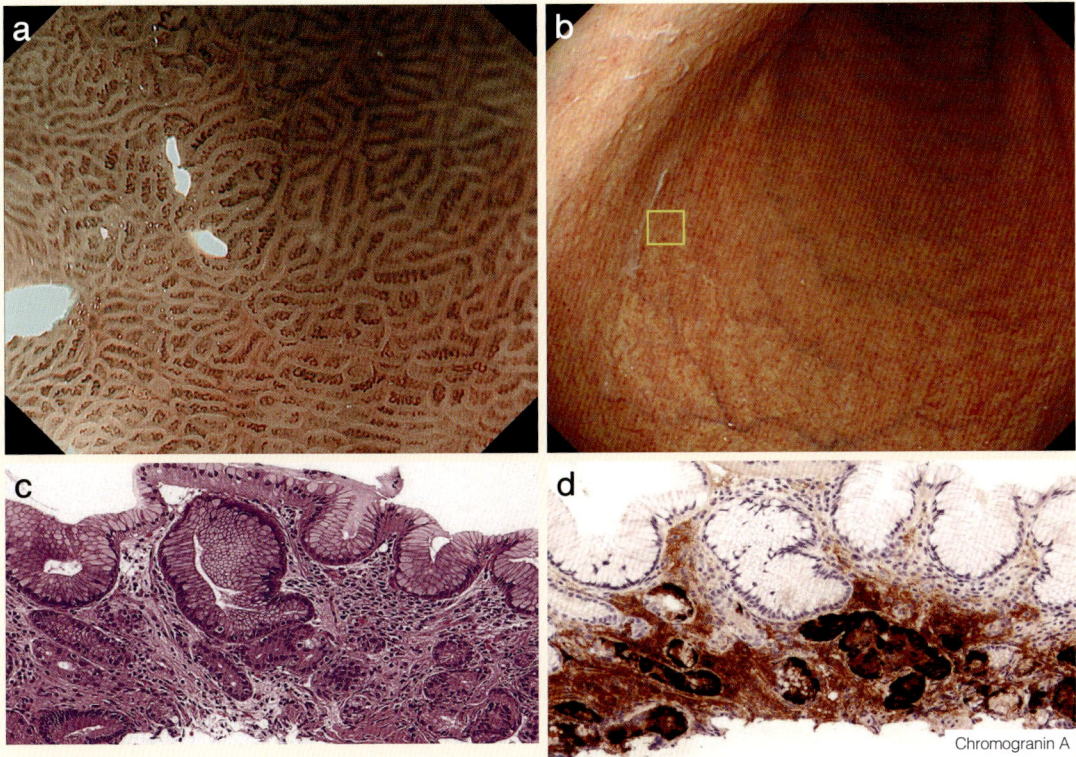

Chromogranin A

图3 病例C：反映从进展活跃期到进展终末期的观察表现

a：NBI放大图像显示，腺管图案以管状和田垄状为主，没有观察到针孔状的隐窝开口。

b：普通光内镜图像显示，黏膜已经严重萎缩。NBI放大图像的相应部位用黄框标出。

c：组织学图像：高度萎缩，原本构成固有腺体的壁细胞和主细胞完全缺失，已经完全转变为（假）幽门腺化生。小凹上皮表现出过度成熟，排列失去整齐性，小凹浅且开口扩大。

d：在Chromogranin A染色中，线状至结节状的ECL细胞过度增生非常明显。这相当于从进展活跃期到进展终末期的图像。

"超"早期的AIG——第2层的"塌陷"（缩短）

最近，我们遇到了一些内镜下看起来几乎正常，但从组织学角度可以认为是"超"早期AIG的病例。

在探讨之前，有必要先回顾一下早期AIG的一般病理特征。否则，很难理解什么是"超"早期AIG。第2章"答案与解析6"中的图1（第29页）展示的就是典型的早期AIG组织学图像。可以看到以淋巴细胞为主的炎症反应较为强烈，壁细胞发生变性，主细胞数量显著减少，壁细胞和颈黏液细胞层以及主细胞层的双层结构变得不清晰。这些变化导致幽门腺化生的进展。在本病例中，并未发现消化管肠嗜铬样细胞（ECL细胞，Enterochromaffin-like cell）的过度增生现象。即便是早期，也有各种各样的情况，有时也会出现小凹上皮和ECL细胞的过度增生。详情请参考第3章总论Ⅱ中的图Ⅱ-9（第93页）。

然而，最近我们经历并报告了2例比一般早期AIG更早阶段——"超"早期AIG组织学图像的病例[73]。这里介绍其中的1例。

这是一位45岁的女性，患有桥本病，但病情稳定，目前未进行治疗，且没有使用过酸分泌抑制剂等药物。

其内镜表现（图1-1、图1-2）与未感染Hp的健康胃非常相似。虽然在胃体和胃穹窿部可见血管透见现象，但在胃角和胃体部观察到了RAC（图1-1c、d、f），这表明并未出现萎缩。在胃窦部（图1-1b）和胃体下部（图1-2h）似乎观察到轻微的弥漫性发红倾向。图2中展示了胃体中部小弯的活检组织学图像，该区域的组织变化最轻，可以视为是早期阶段的组织学特征。第2层（壁细胞较多的层）的腺体结构略显紊乱且有所缩短。看上去就像是建筑物的某一层被挤压变形，仿佛即将"塌陷"。虽然淋巴细胞的浸润不多，但可以清楚地辨认出3个层次（第1层：小凹上皮层；第2层：壁细胞较多的层；第3层：主细胞较多的层）的分界。图3呈现的是胃体中部大弯的活检组织学图像，相较于图2的小弯部位，这里的病变程度略有增加（尽管仍属于"超"早期阶段）。具体来说，可见轻微的淋巴细胞浸润，腺体结构略显紊乱，而在3层结构中，第2层和第3层的界限有些模糊（图3a）。此外，小凹上皮呈现出轻微的过度增生。这些特点与小弯侧（图2）不同。仔细观察壁细胞和主细胞的变化，可以发现在第2层中H^+/K^+-ATPase的染色性得以保持（图3b），而在第3层中可以看到MUC6染色性不同的区域，这反映出假幽门腺化生（pseudopyloric gland metaplasia）正在逐步进展（图3d）。单单观察图2中小弯侧的组织像，或许有人会怀疑这是否真的是AIG。但是，考虑到在同一时间点同一患者体内同时存在这些不同病理阶段的变化，我们可以合理地推断，这反映了从萌芽阶段连续发展至下一阶段的过程。

Kotera等研究者报道了1例组织学特征符合早期AIG，但内镜下表现正常的病例[23]。该病例的组织学图像显示明显的淋巴细胞浸润，且层次结构已经完全看不清楚。换言之，与本例中胃体大弯（图3）的组织像相比，这份报告中的病例可能处于更进一步的"典型"早期AIG阶段。这正是我们将该病例定义为"超"早期AIG的原因。区分"超"早期与一般早期AIG的关键特征在于第2层的"塌陷"（也就是缩短）。这一现象只有在淋巴细胞浸润非常轻微，且黏膜层次结构的轮廓得以保持清晰（即

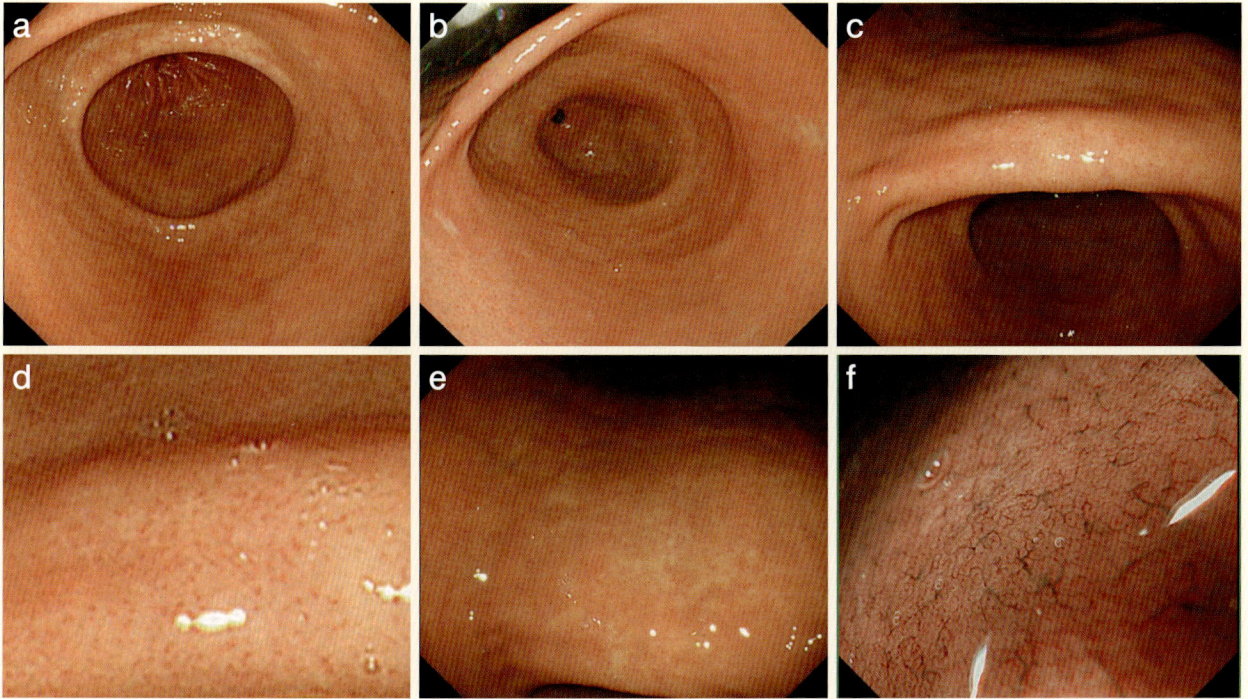

图1-1　"超"早期AIG病例的内镜图像1

（转载自参考文献[73]）

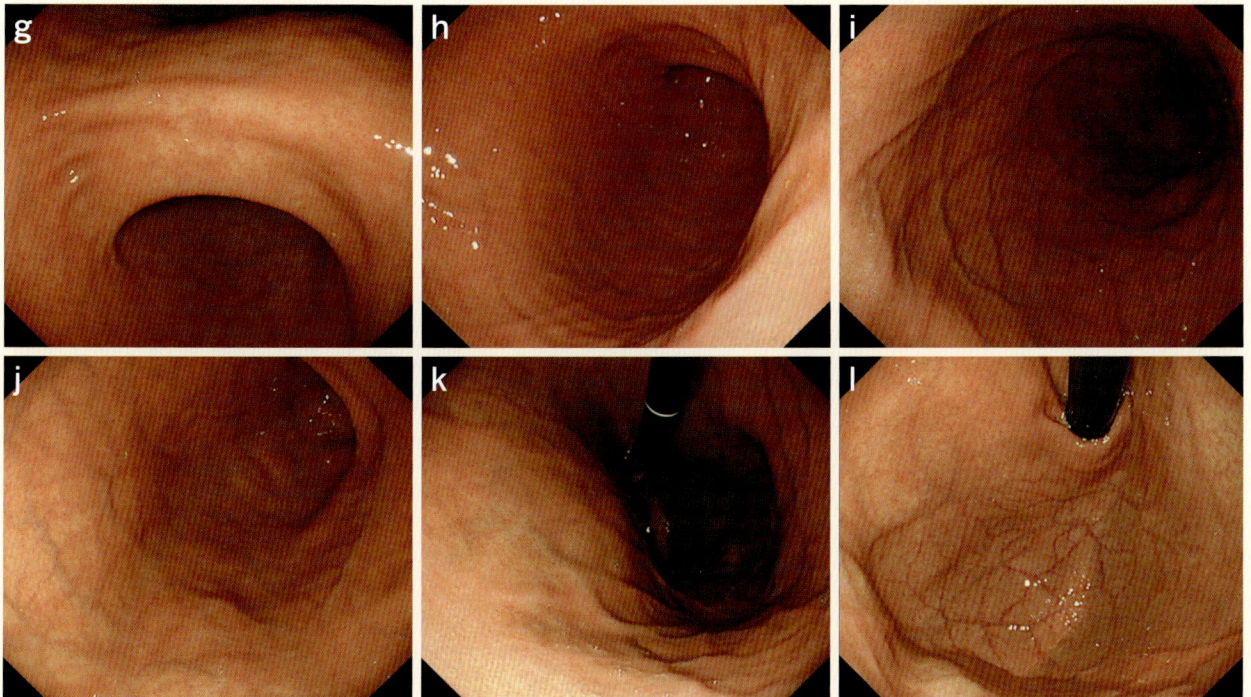

图1-2　"超"早期AIG病例的内镜图像2

（转载自参考文献[73]）

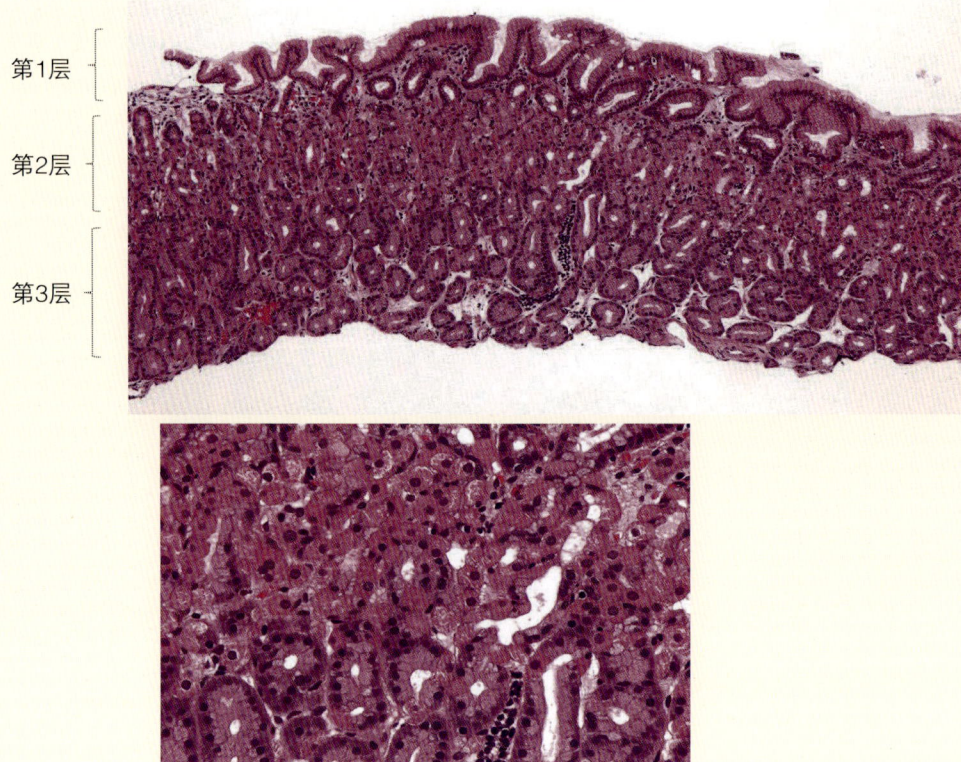

图2 "超"早期AIG例的胃体中部小弯的活检组织学图像
第1层：小凹上皮层没有过度增生。
第2层：在壁细胞较多的层中，存在"塌陷"现象，壁细胞缩短，并且有轻微的淋巴细胞浸润。
第3层：结构保持良好，但主细胞的染色性质有所变化。

（转载自参考文献[73]）

层次界限明显）时才能被观察到。

此外，本例中的抗壁细胞抗体（anti-parietal cell antibodies，APCA）和抗内因子抗体（anti-intrinsic factor antibodies，IFA）均为阴性。但如第3章总论Ⅱ"自身免疫性胃炎的内镜诊断和组织学图像"（第79页）所述，这些抗体阴性并不一定排除AIG的可能性。今后我们将密切关注病情的发展。

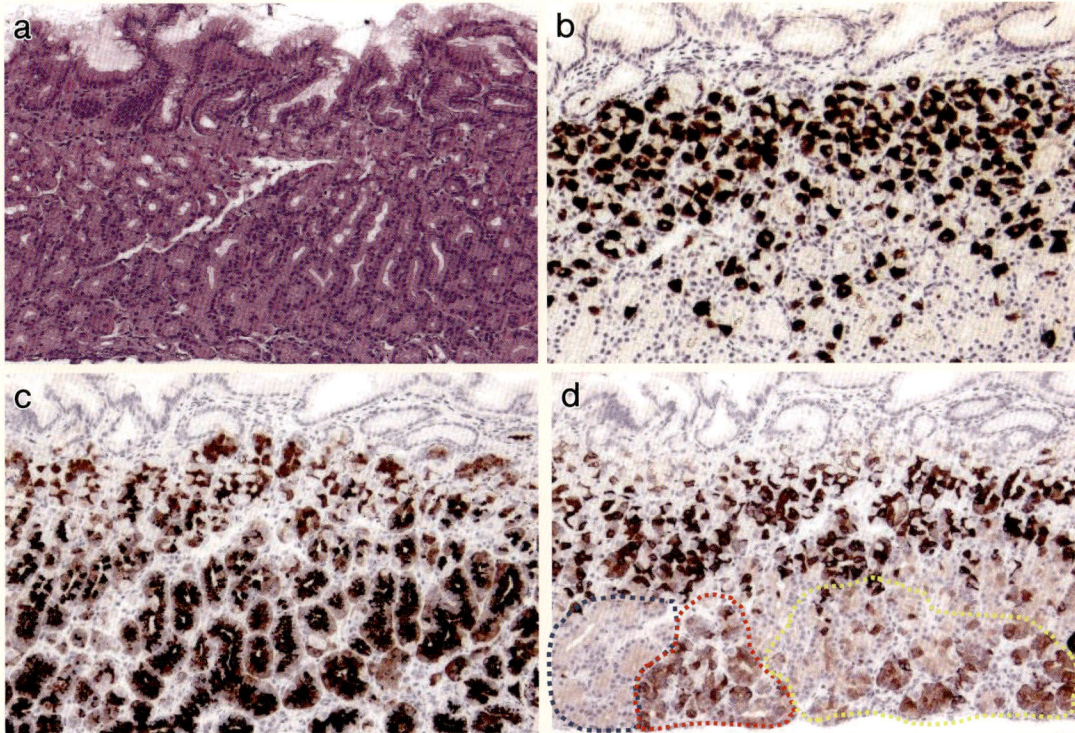

图3 "超"早期AIG病例中胃体中部大弯的活检组织学图像

a：第2层（壁细胞层）仍然较薄，可以看到排列紊乱和淋巴细胞浸润。

b：在第2层中没有观察到H+/K+-ATPase染色性的显著变化。

c：Pepsinogen1染色结果显示主细胞似乎没有明显的变化。

d：用蓝色和红色圈出的区域中，MUC6染色性表现不同。用黄色标出的区域看起来正在获得MUC6的染色
性，可判断本例是向颈黏液细胞化生（假幽门腺化生）过渡的阶段性过程。第3层出现了颈黏液细胞化
生和过度增生的现象。总体而言，与图2所示的胃体中部小弯的组织学图像相比，本病例是病变进一步
进展的图像。

（转载自参考文献[73]）

III NHPH胃炎

非幽门螺杆菌（Non-*Helicobacter pylori* Helicobacter，NHPH）胃炎相较于Hp胃炎而言，与MALT淋巴瘤的发生有较强的相关性[35]，这一点在临床上具有重要意义。通过与Hp胃炎的比较，可以更容易理解NHPH胃炎的特征。其特征如下所述。

- 萎缩和肠上皮化生（IM）较少
- 炎症主要集中在胃窦部到胃角部，而在胃体部较轻
- 黏膜表层的炎症相对较少

这些特征也反映在下文所述的内镜所见中。

1. NHPH胃炎的诊断与检查方法——注意与Hp胃炎的区别

NHPH胃炎是一种人畜共患疾病[36]，很可能通过家畜或宠物感染。其中，发现频率较高的螺旋菌包括：在猪身上常见的螺旋菌（*Helicobacter suis*，*H.suis*），在狗、猫和猴子身上常见的螺旋菌（*Helicobacter heilmannii*，*H.heilmannii*）。

NHPH有时具有较弱的尿素酶活性，因此^{13}C-尿素呼气试验（^{13}C-UBT）和快速尿素酶试验（RUT）有时可能会呈阳性。此外，虽然传统上认为血清中的Hp抗体、尿液中的Hp抗体和粪便中的Hp抗原对Hp具有较高的特异性，而在非幽门螺杆菌（NHPH）感染中往往显示为阴性[37]。但已有研究显示，对于血清Hp抗体水平，有相当一部分（24%）猪螺杆菌感染的病例也表现出了3.0~10.0U/mL的"阴性高值"[38]。

当内镜表现疑似Hp胃炎，但Hp相关检测却呈阴性时，应考虑这种类型的胃炎。相反，即使觉得不太符合Hp胃炎的典型表现，但如果^{13}C-UBT或RUT检测呈阳性，或者在某些情况下血清抗体水平轻微上升，仍有可能被诊断为Hp胃炎。希望通过下文所述的内镜图像和组织学图像的特征来认识到与Hp胃炎的区别。目前，在常规临床诊断中，我们只能通过显微镜检查法来鉴别。如果能够观察到比幽门螺杆菌更大的、具有明显螺旋形态的细菌，就可以怀疑是NHPH胃炎。活检取样部位通常认为是从胃窦部到胃角部比较好，但不应盲目取样，而应参考下文所述的内镜观察结果，有意识地选择可能存在细菌的区域。

NHPH的鉴定传统上一直采用PCR法，但随后确立了猪螺杆菌培养法[39]。最近还开发出了针对猪螺杆菌菌株的抗肽抗体[40]。目前，这些方法只能在研究机构进行，但其在实际临床应用中的潜力备受期待。

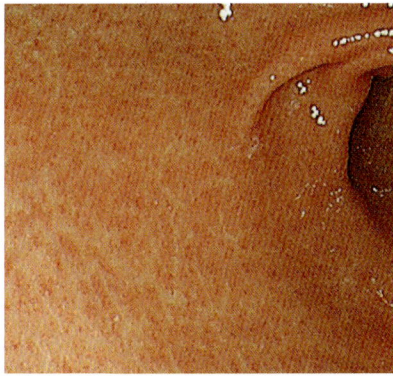

图Ⅲ-1　NHPH胃炎中观察到的裂纹样表现

2. 迄今为止所报告的内镜下特征

NHPH胃炎的内镜所见通常反映了炎症的分布，往往集中在胃角部或胃窦部。目前文献中描述的内镜特征包括鸡皮样改变[41]、霜斑样改变[42]、裂纹样改变[38]等。在这些内镜所见中，被最广泛研究的是塚平等研究者的报告[43]，其中裂纹样改变（图Ⅲ-1）被描述为"在萎缩较少的粗糙黏膜上，存在各种宽度的浅而凹陷的网状褪色区域"，这与霜斑样改变有相似之处，但通过观察白色网状部分是否凹陷，可以将其与不伴有凹陷的霜斑样改变区分开来。并且，霜斑样改变和鸡皮样改变可能比裂纹样改变更早出现。此外，这种表现与PPI相关胃病的胃底腺区域可见的"裂纹黏膜"（参考第3章总论Ⅳ"PPI相关性胃病、嗜酸性粒细胞性胃肠炎"）是不同的。

参考总论Ⅳ
→第125页

3. 通过内镜把握组织学上胃炎的分布

但实际上，在NHPH胃炎中也存在全胃炎（pangastritis）的分布情况，因此需要意识到与Hp胃炎的区别，并把握其特征。我们进行了组织学上胃炎分布与内镜图像对比的研究[6]。以下是该研究的概要。

图Ⅲ-2和图Ⅲ-4展示了胃炎分布基本局限在胃窦炎（antral gastritis）的病例的内镜图像。这2例病例的共同特征是，在胃窦部有明显的鸡皮样改变，并且这种凹凸不平的表面从胃角部轻微扩展至胃体下部小弯。而在胃体部，除了胃体下部小弯外，没有明显的特征，胃黏膜呈现为RAC阳性的正常色调。

图Ⅲ-3是图Ⅲ-2病例的组织学图像。在胃窦部大弯（a、b）处可以观察到明显的单核细胞浸润，并且可以看到反映鸡皮样改变的淋巴滤泡。在腺体腔内可以清楚地看到稍大的螺旋状结构的杆菌（c、d）。在胃体部小弯（e、f）区域，炎症细胞浸润较少，大体上呈现正常的胃底腺，这证实了内镜下观察到的胃窦炎。图Ⅲ-4的病例情况相似，胃底腺黏膜结构基本上是正常的，但在表层比正常情况观察到稍多的炎症细胞浸润（图Ⅲ-5），这表明病情有可能发展为全胃炎。

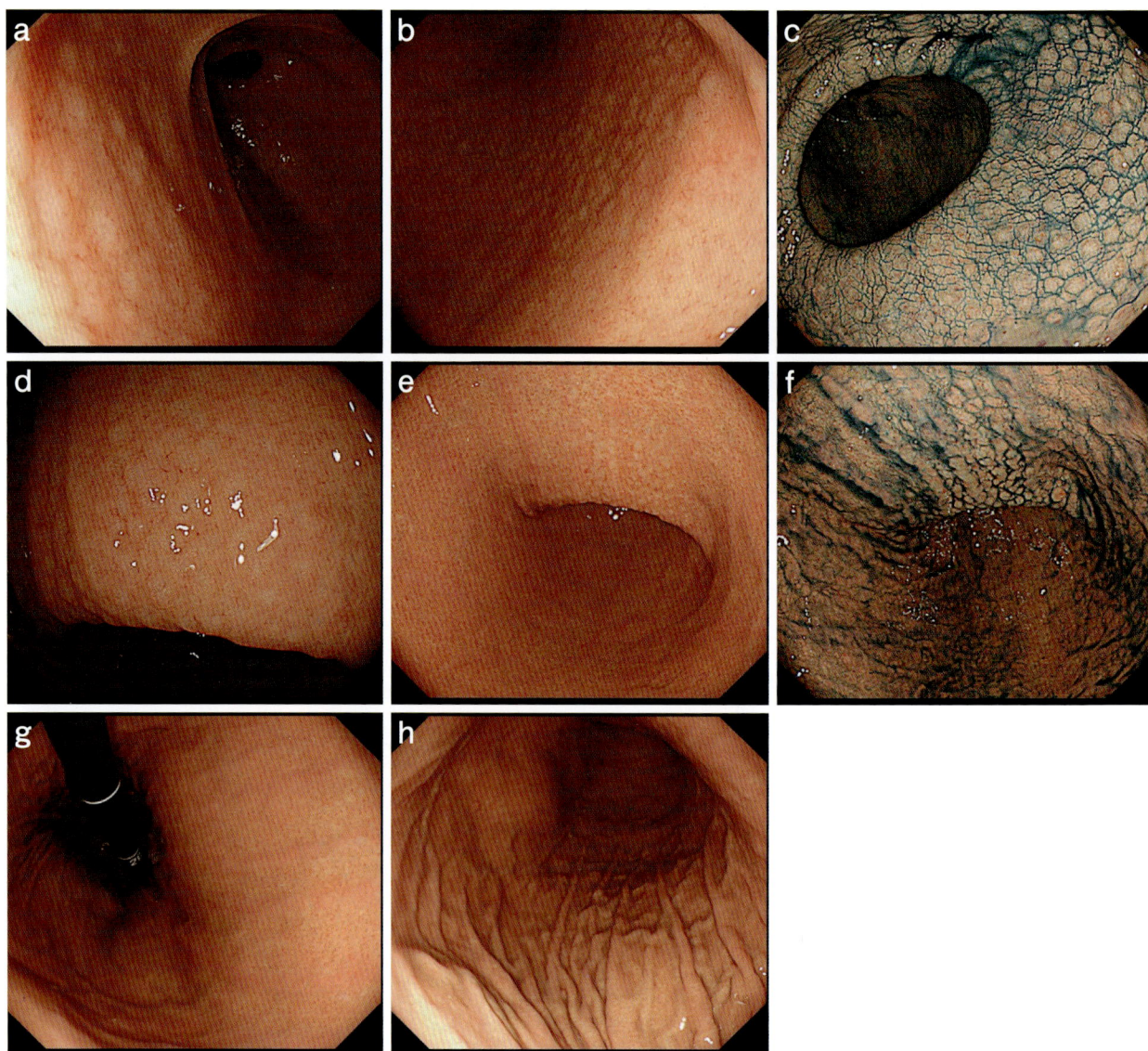

图Ⅲ-2　NHPH胃炎：胃窦炎病例1
50多岁，女性。有饲养猫狗的经历。血清Hp IgG Ab＜3U/mL、¹³C-UBT 0.4‰、Hp便中抗原（－）。

参考答案
与解析8
→第34页

　　图Ⅲ-6展示了1例胃炎遍布整个胃的全胃炎（pangastritis）类型。第2章"答案与解析8"中的病例A（第34页的图像a-1～a-8）同样属于全胃炎类型。这两例病例共有的特征包括：在胃窦部，小凹边界清晰，未观察到鸡皮样改变，黏膜呈现以胃小区为单位的肿胀（图Ⅲ-6b）（第34页第2章"答案与解析8"中病例A的图像a-8），并且可以观察到可识别的隆起。观察胃体部，图Ⅲ-6的病例可见弥漫性发红和点状发红，黏膜肿胀，但问题8的病例A则表现为结节状黏膜凹凸，整体呈铺路石样（第34页第1章问题8的病例A的图像a-2～a-7）。色调几乎为正常色调，但是否存在RAC则不太明显。图Ⅲ-7展示了图Ⅲ-6病例的组织学图像。请同时参考问题8中病例A的解析a-9、a-10的组织学图像来进

胃窦部大弯

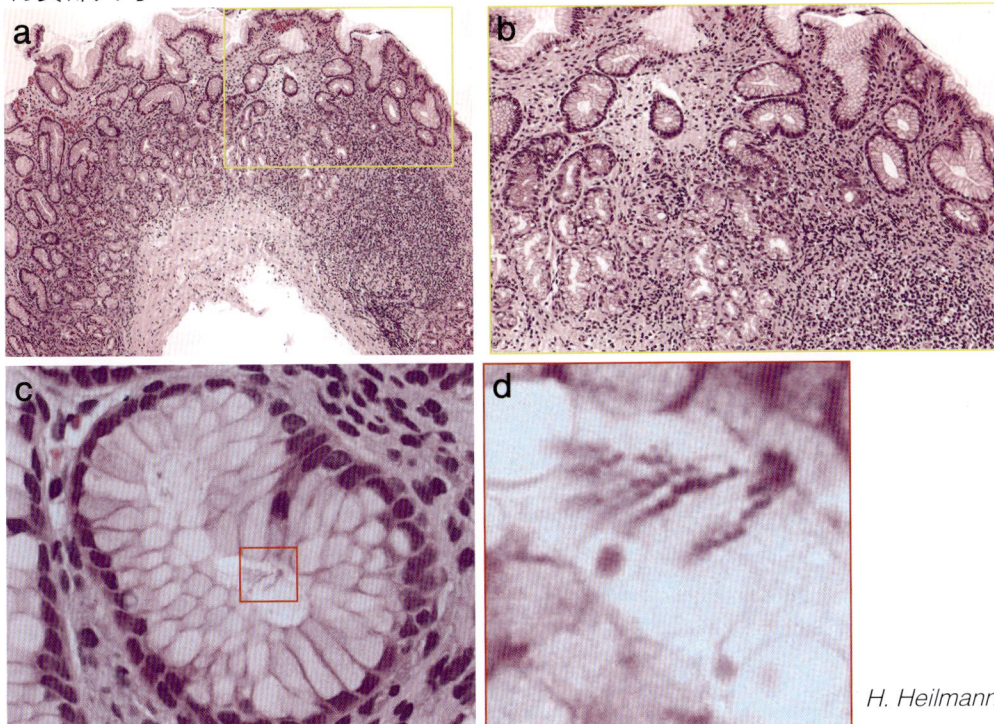

胃体部小弯

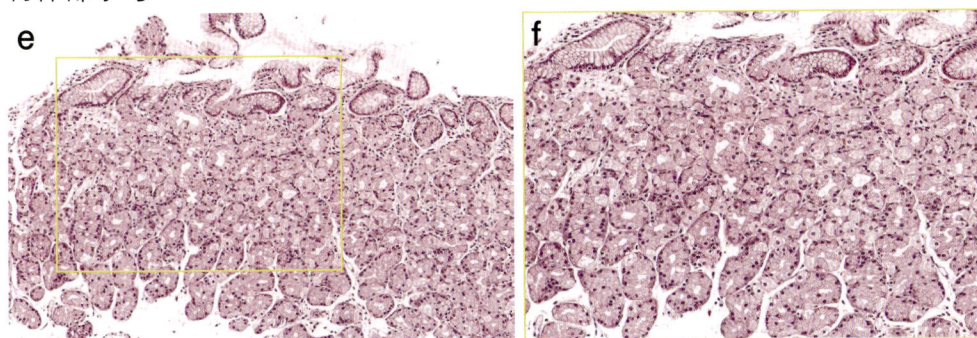

H. Heilmannii s. s.

图Ⅲ-3　图Ⅲ-2病例的组织学图像

a、b：炎症细胞浸润呈现全层性，主要由淋巴细胞构成，并伴有淋巴滤泡。小凹上皮的黏液分泌功能得以维持。

c、d：在腺管腔内存在结构清晰的螺旋状细菌。

（b、d转载自参考文献[6]）

行对比。首先，它们的共同之处在于，无论是胃窦部还是胃体部，都观察到了炎症细胞的浸润。内镜下的诊断为全胃炎，组织学上也证实了这一诊断。比较这两个病例的不同特点，首先在图Ⅲ-6中，胃体部呈现弥漫性发红（图Ⅲ-6e、f），观察到包括中性粒细胞在内的显著炎症细胞浸润，并且可以看到黏膜结构的改变。在病例A中，存在轻度的弥漫性发红和铺路石样改变，但炎症细胞的浸润程度较轻，同时观察到壁细胞层的过度增生以及壁细胞的轻度变性（第35页的图2a-10、a-11）。这可能是反映2例胃体部内镜图像差异的组织学特征。

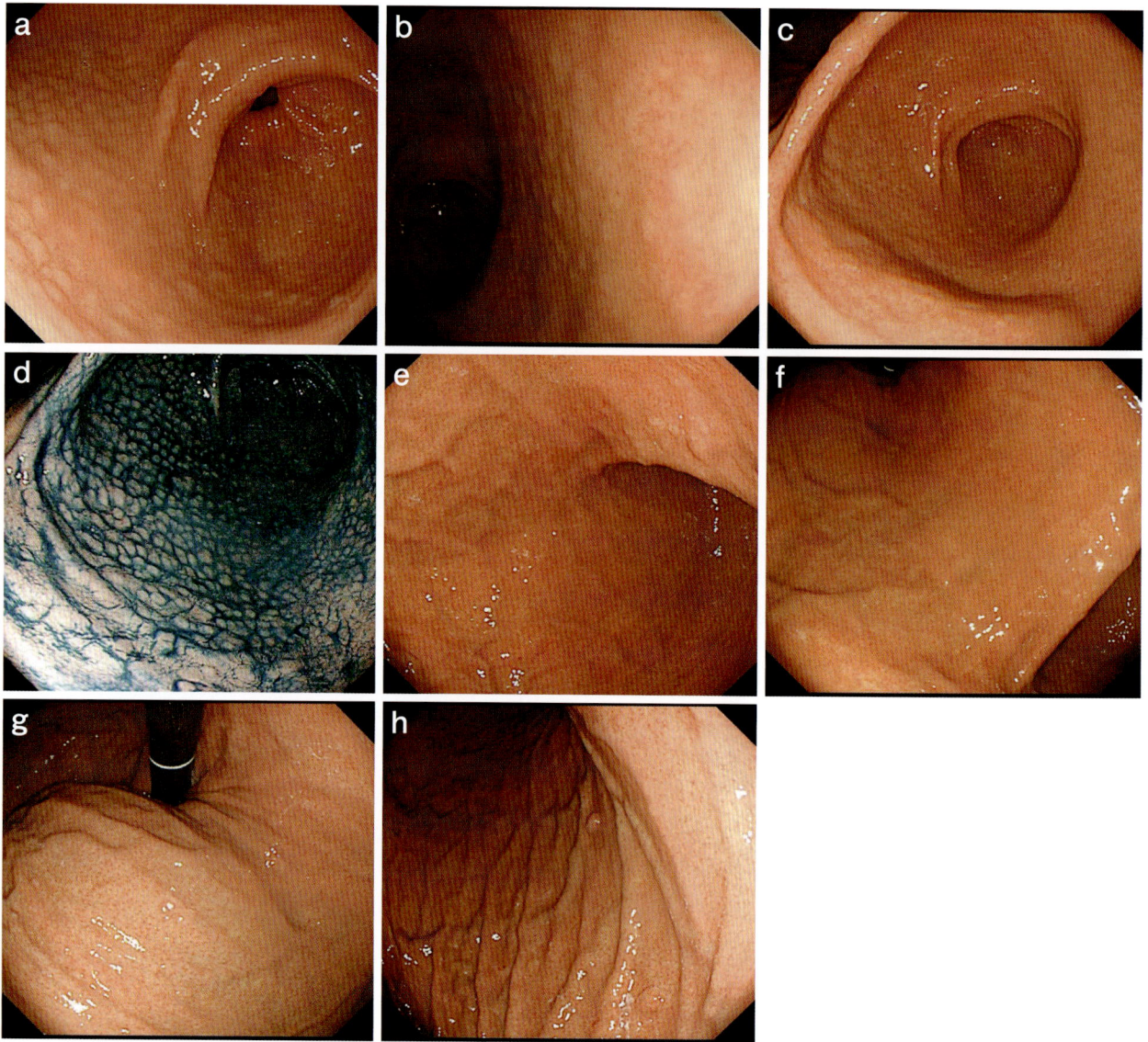

图Ⅲ-4 NHPH胃炎：胃窦炎病例2

40多岁，男性。无饲养宠物经历。血清Hp IgG Ab < 3U/mL、^{13}C-UBT 1.8‰、Hp便中抗原（－）。

　　虽然描述有些复杂，但总结来说，如表Ⅲ-1所示，antral gastritis（胃窦炎）和 pangastritis（全胃炎）在内镜图像上各有其特点。在胃窦炎类型中，可以看到明显的鸡皮样改变，而在全胃炎类型中，胃窦部没有结节状（鸡皮样）变化，而是表现为弥漫性发红（或者RAC阴性）和黏膜肿胀，以及腺边界清晰。这些特征可能有助于我们区分这两种胃炎的分布模式。

　　此外，在图Ⅲ-6所示的病例中，淋巴细胞的浸润导致形成了上皮病变（lympho-epithelial lesion，LEL）（图Ⅲ-7-1c、图Ⅲ-7-2f），并且不能完全排除发生MALT淋巴瘤的可能性。

胃窦部大弯

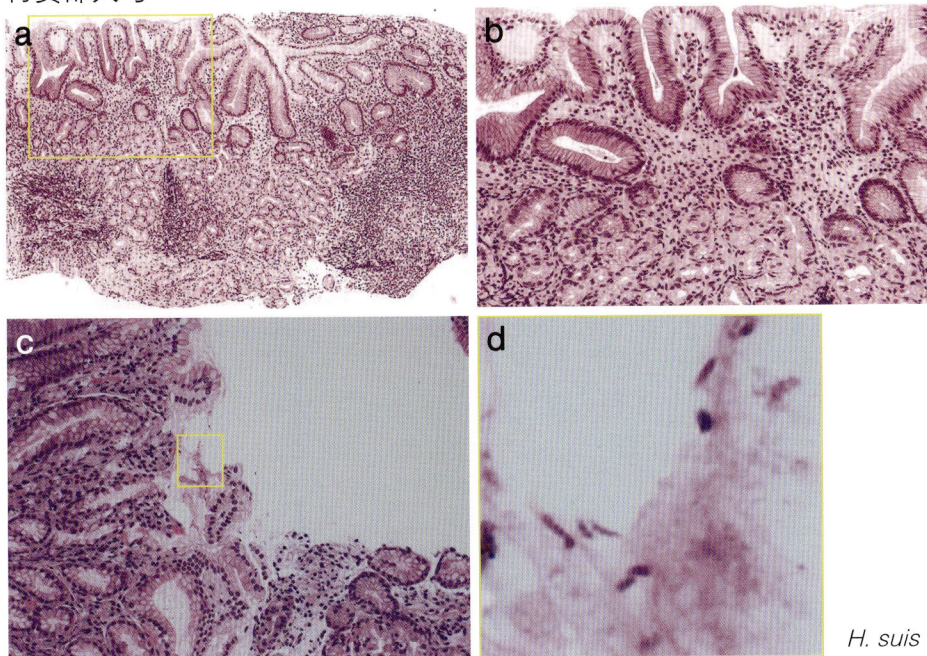

胃体部大弯

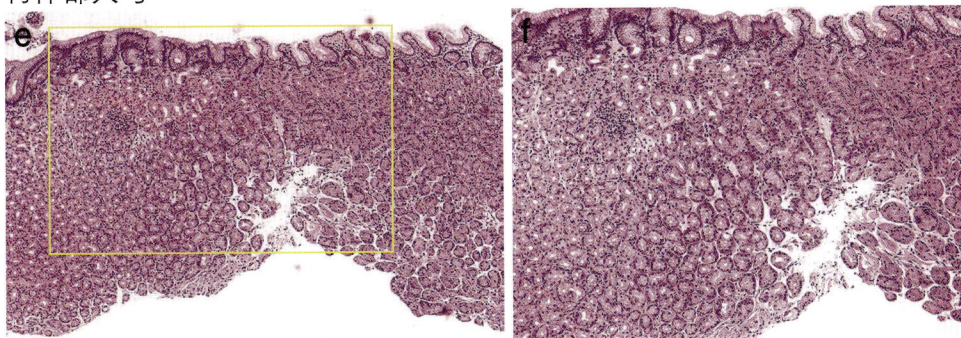

H. suis

图Ⅲ-5　图4病例的组织学图像

a、b：整个胃黏膜层中可见嗜酸性粒细胞的炎症细胞浸润，并伴有淋巴滤泡。小凹上皮细胞的黏液分泌功能得以维持。

c、d：在黏膜表层存在具有螺旋结构的杆菌。

e、f：表层可见轻度单核细胞浸润，但胃底腺的结构基本正常。

（b转载自参考文献[6]）

4. 通过内镜掌握除菌后的变化

接下来展示除菌后的变化。

图Ⅲ-8的下半部分展示了图Ⅲ-4中胃窦炎病例在除菌1年后的内镜图像变化。胃窦部的鸡皮样改变可能略有改善。从胃角小弯到胃体下部小弯的轻微凹凸变化有所改善（图Ⅲ-8k）。

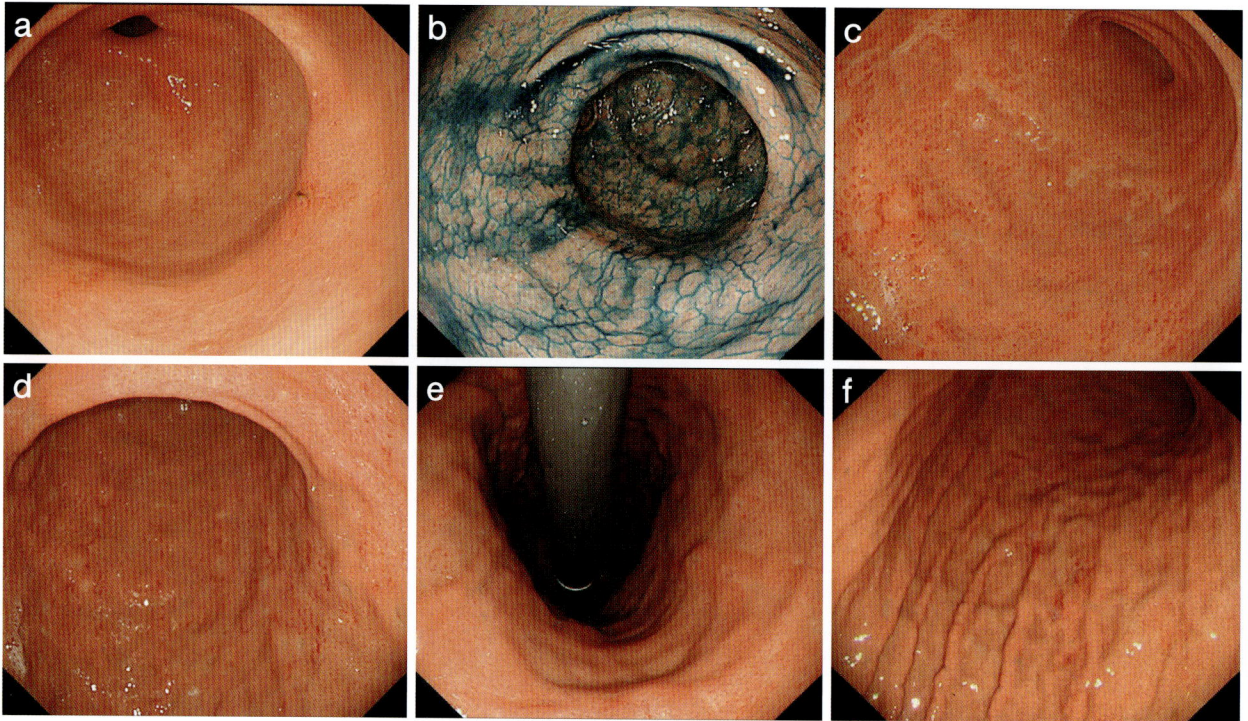

图Ⅲ-6　NHPH胃炎：全胃炎病例

50多岁，男性。有饲养猫狗的经历。血清Hp IgG Ab < 3U/mL、^{13}C-UBT 0.0‰、Hp便中抗原（－）。

（a～f转载自参考文献[6]）

表Ⅲ-1　胃窦炎和全胃炎的内镜图像比较

Case		胃窦炎病例		全胃炎病例	
		图1例	图3例	图5例	问题8病例A
胃窦部	胃小区黏膜肿胀（胃小区水肿）	±	±	+	+
	糜烂	－	－	+	+
胃体部	鸡皮样	+	+	－	－
	腺体边界清晰	－	－	+	+
	弥漫性发红	－	－	+（点状发红＋）	轻度（RAC阴性）
	黏膜肿胀	－	－	+	+
	铺路石样	－	－	－	+
	RAC	+	+	+	+

参考答案
与解析8
→第34页

　　图Ⅲ-9的下半部分展示了图Ⅲ-6中全胃炎病例在除菌1年8个月后的变化。胃窦部的糜烂已经消失，胃体部的黏膜肿胀、弥漫性发红和点状发红都已消退。图Ⅲ-10展示了图Ⅲ-6病例除菌后的组织学变化。与图Ⅲ-7相比，胃窦部和胃体部的炎症细胞浸润都有所减弱，淋巴上皮病变（lympho-epithelial lesion，LEL）也已经消失。图Ⅲ-11的下半部分展示了"答案与解析8"中病例A的全胃炎病例在除菌1年9个月后的内镜图像变化。胃窦部的溃疡已经消失，胃体部的弥漫性发红已经消退，但铺路石样改变仍然存在。"答案与解析8"中a-6图像（第34页）的从胃角小弯到胃体下部小弯的结节状黏膜凹凸，在除菌后

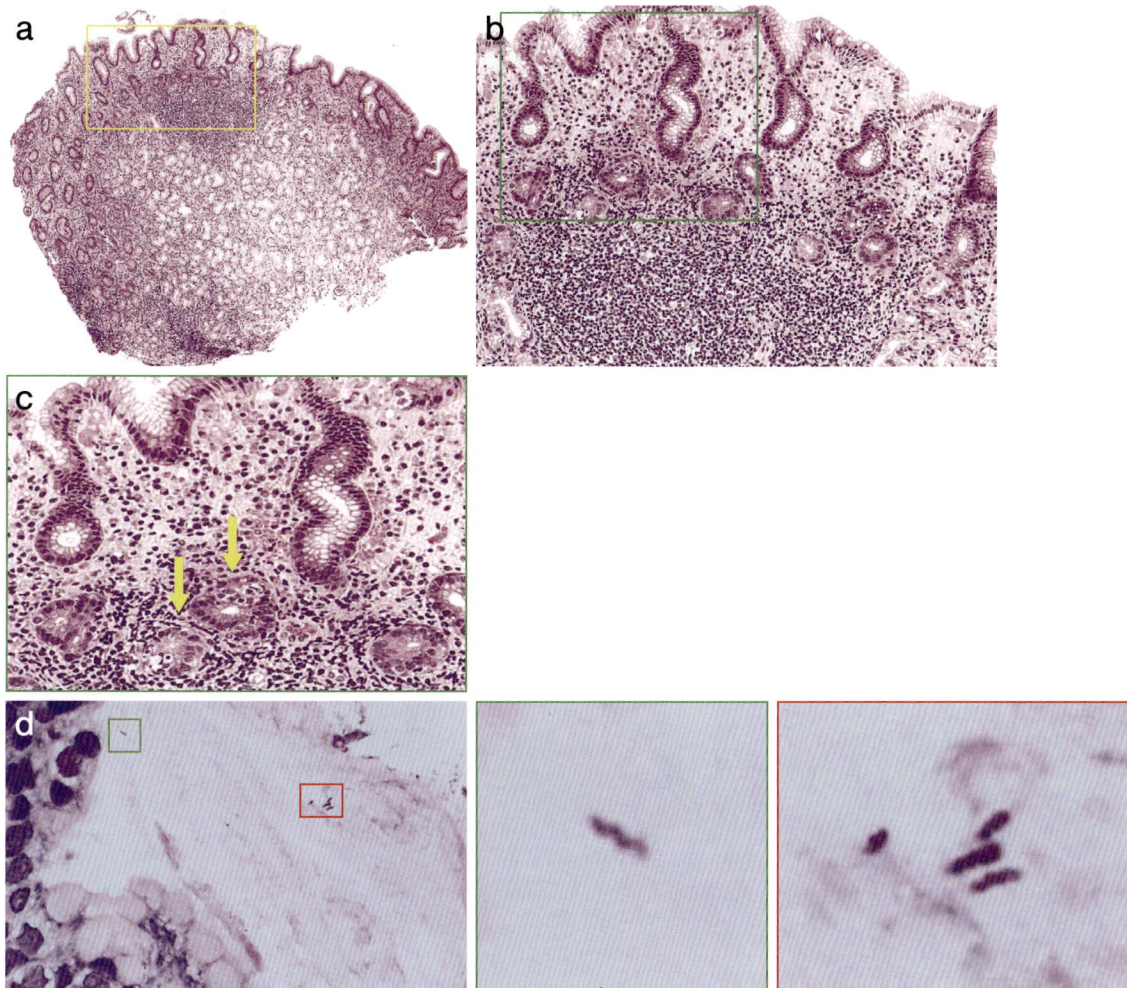

图Ⅲ-7-1　图Ⅲ-6病例的组织学图像：胃窦部大弯

a：胃窦部大弯的活检组织学图像，被覆上皮下水肿，可见包含少量嗜中性粒细胞的炎症细胞浸润。

b、c：浸润性淋巴细胞与淋巴滤泡状结构相连，构成淋巴上皮病变（lympho-epithelial lesion，LEL）（黄色箭头）。

d：黏膜表层的黏液中，螺旋结构的杆菌清晰可见。

（a-6′）变得平坦并褪色。图Ⅲ-12展示了本例除菌前后组织学图像的变化。在除菌1年9个月后，胃窦部和胃体部的炎症细胞浸润都已经消退。但是，在胃体部，壁细胞层的过度增生和壁细胞的轻度变性仍然存在。

　　通过比较除菌前后的内镜图像，可以发现至少反映炎症细胞浸润的黏膜肿胀和弥漫性发红在短期内有所改善，鸡皮样改变也预计会逐渐改善，这与Hp胃炎相似。然而，如问题8病例A中所见的铺路石样改变在短期内没有明显的改善，这一点，包括其成因和组织学特征，仍然是未来需要探讨的问题。

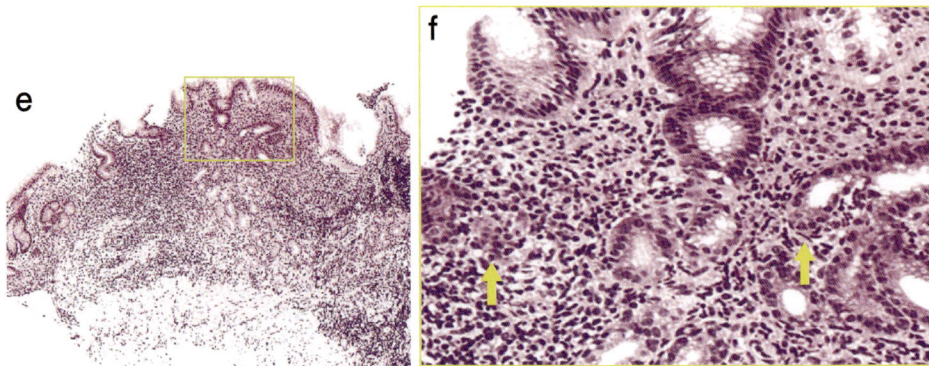

图Ⅲ-7-2　图Ⅲ-6病例的组织学图像：胃体部小弯

e、f：胃体中部小弯的活检组织学图像。存在明显的炎症细胞浸润，其中包括少量嗜中性粒细胞。浸润的淋巴细胞形成了淋巴上皮病变（lympho-epithelial lesion, LEL）（黄色箭头所示）。不排除MALT淋巴瘤。

除菌前

| 图Ⅲ-4的a | 图Ⅲ-4的d | 图Ⅲ-4的e |

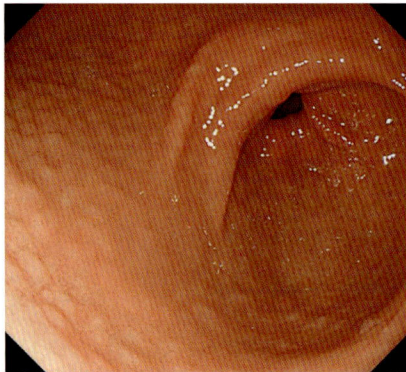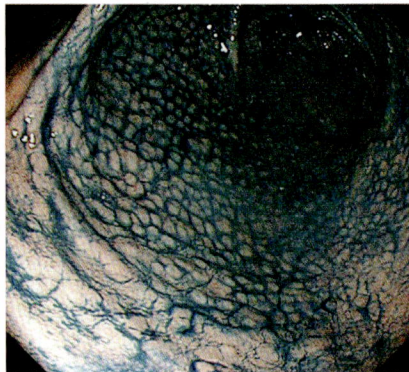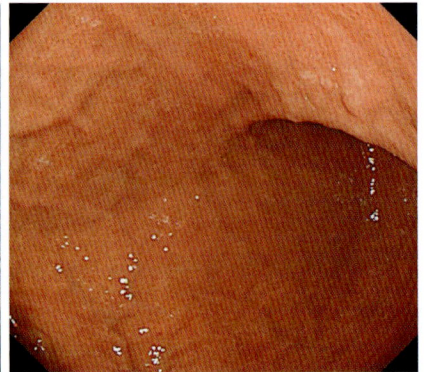

除菌1年后

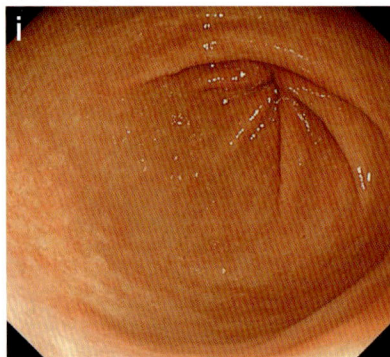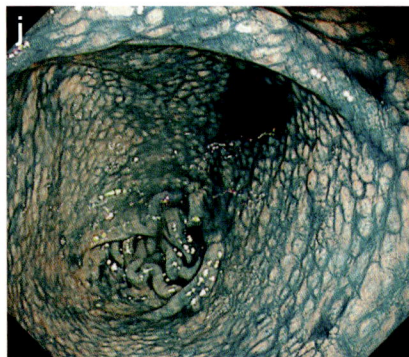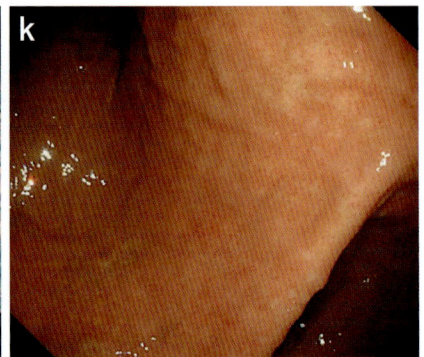

图Ⅲ-8　图Ⅲ-4病例的除菌前后变化

5. 与Hp胃炎的内镜图像差异

上文也提到，NHPH与Hp胃炎最大的区别在于，到目前为止，NHPH中尚未报告有显著的萎缩或肠上皮化生（intestinal metaplasia, IM）的病例。那么，在与萎缩或IM较轻的Hp胃炎相比时，我们是否能够发现NHPH胃炎的一些特有表现呢？

除菌前

图Ⅲ-6的a
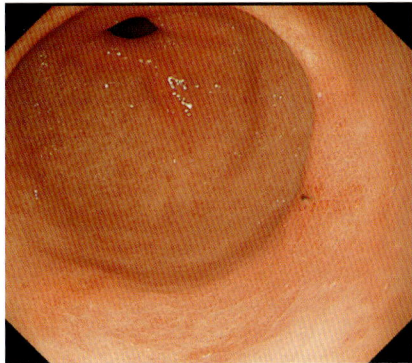

图Ⅲ-6的c
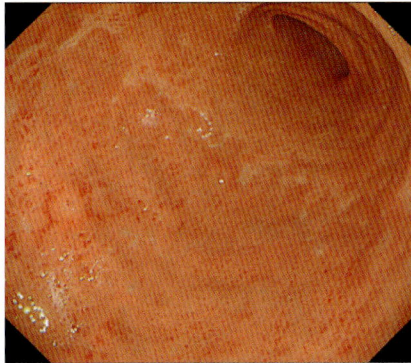

图Ⅲ-6的f
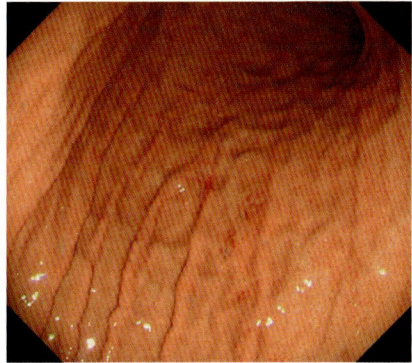

除菌1年8个月后

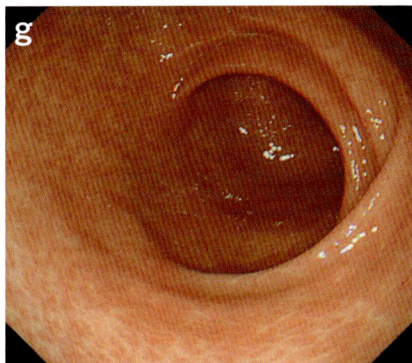

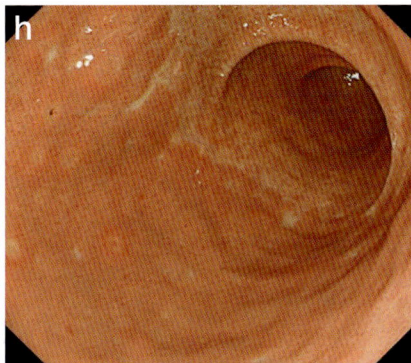

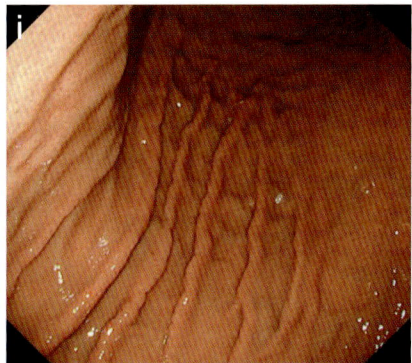

图Ⅲ-9　图Ⅲ-6病例的除菌前后变化

胃窦部	除菌前 图Ⅲ-7b再次展示	除菌1年8个月后 图Ⅲ-10a

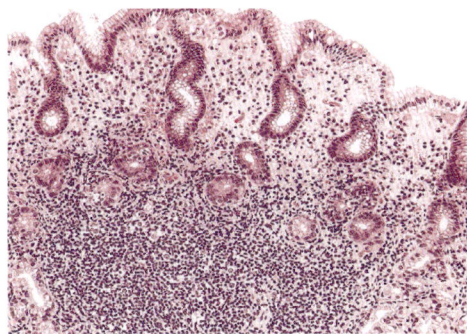

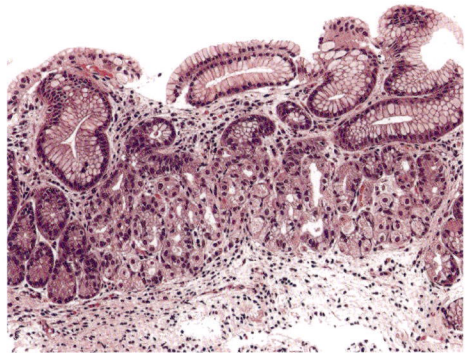

图Ⅲ-10b

胃体部　图Ⅲ-7f再次展示

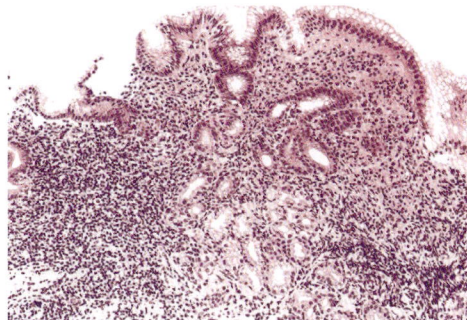

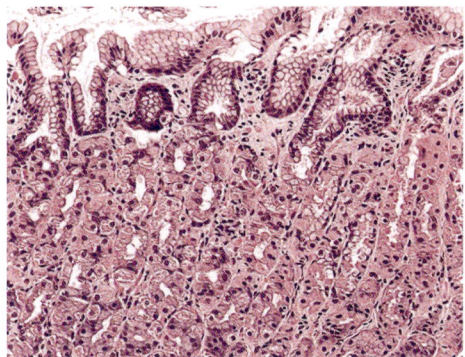

图Ⅲ-10　图Ⅲ-6病例的除菌1年8个月后的组织学图像

图Ⅲ-10a：从胃胃窦部采集的活检组织学图像。这是黏膜过渡带的组织学图像。与除菌前（图Ⅲ-6a、b）相比、炎症细胞浸润有所减弱，淋巴上皮病变（LEL）也消失了。胃底腺有所再生，小凹上皮病略显过度增生。

图Ⅲ-10b：从胃体部小弯采集的活检组织学图像。与除菌前（图Ⅲ-6e、f）相比，炎症细胞浸润有所减轻，淋巴上皮病变（LEL）也已消失，胃底腺基本恢复正常。

"答案与解析8" a–3　　　　　　　　"答案与解析8" a–6　　　　　　　　问题8 a–2

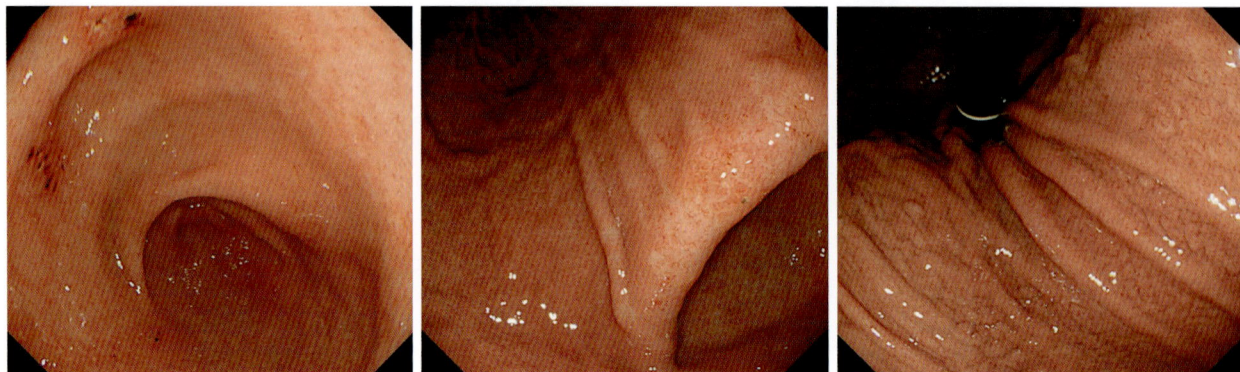

除菌1年9个月后
a–3'　　　　　　　　　　　　　a–6'　　　　　　　　　　　　　a–2'

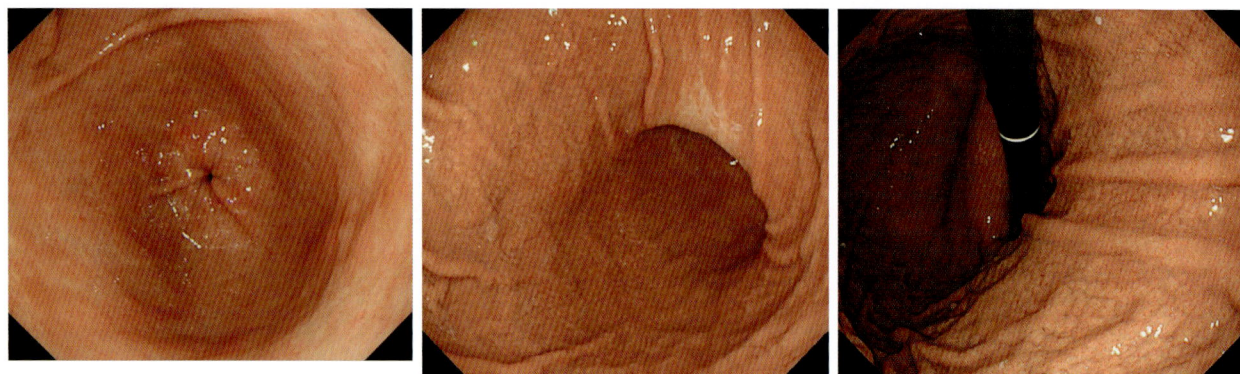

图Ⅲ–11　问题8病例A的除菌前后变化

40多岁，男性。无饲养宠物的经历。血清Hp IgG Ab < 3U/mL、^{13}C–UBT 0.8‰、Hp便中抗原（－）。本例中，上半部分重新展示了问题8的图a–3、a–6、a–2，下半部分展示了除菌后的内镜图像。

如上文所述，全胃炎类型中普遍可见的内镜观察特征是胃体部的弥漫性发红和黏膜肿胀。但是，即使背景都是全胃炎，Hp胃炎和NHPH胃炎在胃体部的内镜观察结果也存在差异。具体来说，在Hp胃炎中，弥漫性发红和黏膜肿胀通常表现为阳性，并且RAC表现为阴性，有时候这种弥漫性发红可能非常严重。这种差异的原因推测可能是，在NHPH胃炎中，如图Ⅲ–7和"答案与解析8"中的病例A（第33页）所示，胃体部的炎症细胞浸润较轻，表层的小凹上皮相对保留较多，因此胃底腺的组织结构相对得到了较好的保留。在NHPH胃炎中，通常认为胃体部的RAC多为阳性，但也并非总是如此。如图Ⅲ–6所示，RAC的阳性与否可能受胃体部炎症程度的影响。在Hp胃炎中，通常可以观察到白色浑浊黏液（sticky mucus）（第2章"答案与解析4"中的病例A，第24页），然而在NHPH胃炎中，既没有临床报告这种白色浑浊黏液，文献中也没有相关记录。

在Hp胃炎中，如果存在黏膜表层的强烈炎症和中性粒细胞浸润，可能会出现白色浑浊黏液。然而，在NHPH胃炎中，表层的炎症较轻，而且通常中性粒细胞浸润也是轻度的，这可能反映了两者在病理学上的差异。

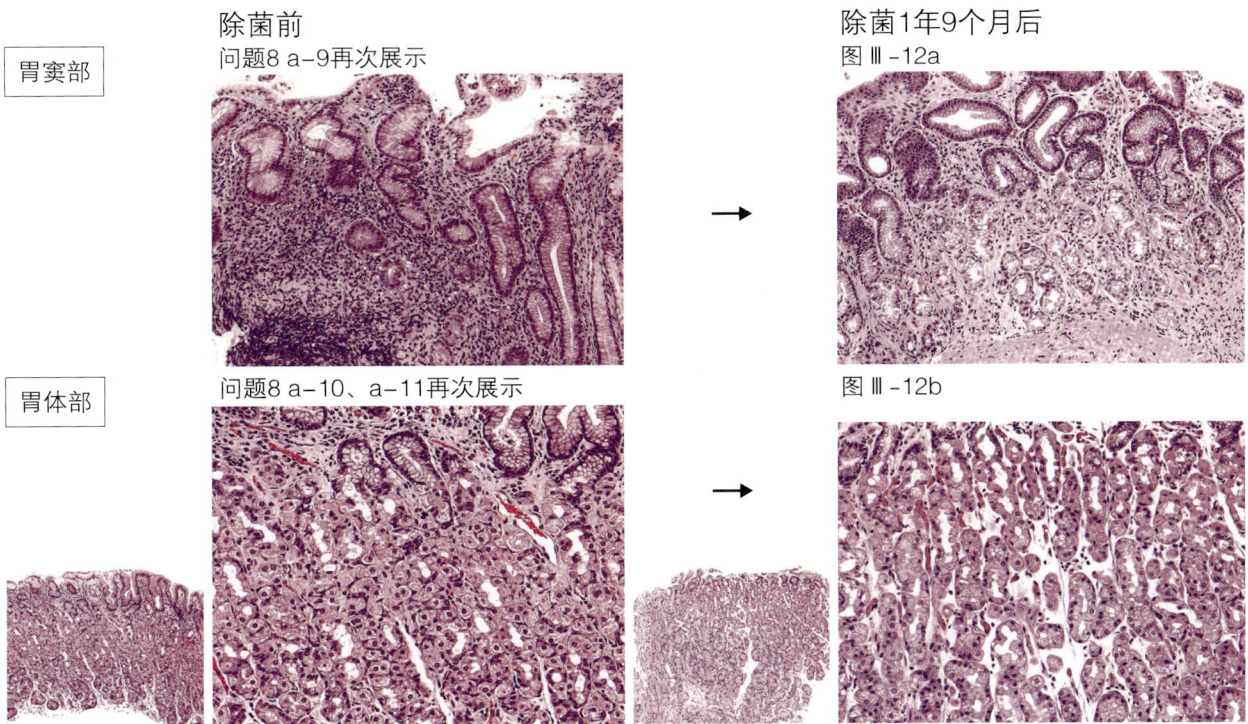

| 胃窦部 | 除菌前
问题8 a-9再次展示 | 除菌1年9个月后
图Ⅲ-12a |
| 胃体部 | 问题8 a-10、a-11再次展示 | 图Ⅲ-12b |

图Ⅲ-12　"答案与解析8"中病例A除菌1年9个月后的组织学图像

图Ⅲ-11所示病例对应的除菌前后组织学变化

除菌前（"答案与解析8"中病例A a-9再次展示）可观察到包含嗜中性粒细胞的单核细胞表现出相对较强的全层性炎症细胞浸润，除菌1年9个月后（图Ⅲ-12a），炎症细胞浸润减轻，包括壁细胞在内的幽门腺已恢复。

胃体部：除菌前（问题8中a-10、a-11所示）可见表层为主的轻度炎症细胞浸润，除菌1年9个月后（图Ⅲ-12b）已经消退，但是壁细胞层的过度增生和壁细胞的轻度变性仍然存在。

另一方面，区分胃窦炎型NHPH胃炎和Hp胃炎比较困难。因为两者除了鸡皮样改变之外，往往没有其他明显的特征。不过，如图Ⅲ-2e、f和"答案与解析8"中的图a-5、a-8所示，从胃角小弯到胃体下部小弯的结节状黏膜凹凸，与被称为霜斑样的白区（white zone）相同或者相似，这一点是否有助于与Hp胃炎进行区分，包括其成因在内，可能需要通过更多病例的累积来进一步研究。

参考答案
与解析8
→第34页

此外，在NHPH中，也有文献报告，一些病例呈现出以发红和肿胀黏膜为背景的多发性小溃疡和急性胃炎的症状[44]。

6. 病理图像报告

太田等研究者[45]指出，在非幽门螺杆菌性（NHPH）胃炎中，幽门部的感染频率较高，这种细菌不附着于胃上皮细胞，而是在胃小凹内或胃黏膜表面的黏液凝胶层中被观察到，有时也能在壁细胞中检测到。与Hp胃炎相比，NHPH胃炎的分布不均匀性更为明显，感染密度也较低。此外，NHPH胃炎通常表现为轻度至中度的单核细胞浸润，轻微的中性粒细胞浸润，偶尔可见大型淋巴细胞，胃小凹内的淋巴细胞小集群，以及罕见的肠上皮化生。这些特点在本文介绍的病例中也大多适用，期待未来能够对组织学特征对应的内镜图像进行更深入的分析。

胃窦部的炎症和萎缩

对胃窦部炎症和萎缩的诊断存在一定的难度。通常情况下,普通白光观察下,未感染幽门螺杆菌的胃窦部往往呈现出比胃体部更白的颜色。同时,口侧的胃底腺、过渡带、幽门腺的比例因人而异,有时几乎全部是胃底腺。此外,即使在胃窦部观察到正常的胃底腺,通常也很少出现RAC。因此,胃窦部的炎症或萎缩的诊断与胃体部的诊断相当不同。

可以明显判断出萎缩的情况有两种:一种是伴有肠上皮化生(IM),且主要呈现灰白色调的情况(图1a);另一种是在幽门螺杆菌既往感染的病例中,出现斑状发红的情况(图1b)。然而,在普通白光观察下,很多情况下IM不明显的情况很多,褪色调的变化也可能非常细微。

图2中展示了基于Hp感染状态划分的C0和C1类型。在未感染Hp的情况下,胃窦部通常呈现为正常色调,或者从正常色调缓慢渐变至轻微褪色的色调(图2a和b)。仔细观察会发现,白色调的血管图案往往呈现为编织状或细微的树枝状(图3a),而在NBI放大图像下,通常可见规则的管状至田垄状的黏膜形态(图3b)。Hp现症感染且胃窦部存在炎症但萎缩不明显时,通常色调变化较少,可能会观察到弥漫性发红(图2c、e、f)。而在Hp既往感染的情况下,色调多呈现为从正常色到轻微褪色(图2h、i)。同时,在Hp既往感染的病例中,腺边界通常较为清晰(图4)。

NHPH胃炎(Non-*Helicobacter pylori* Helicobacter gastritis)通常在胃体部的表现较少,因此,观察胃窦部的炎症表现尤为重要。其中一个代表性的表现是裂纹样变化[43](图6),但这一表现是否仅在胃窦部的胃底腺中可见,仍是一个需要研究的问题。此外,在NHPH胃炎中,如果胃体部的炎症较为严重,腺边界有时会变得清晰(图5)。

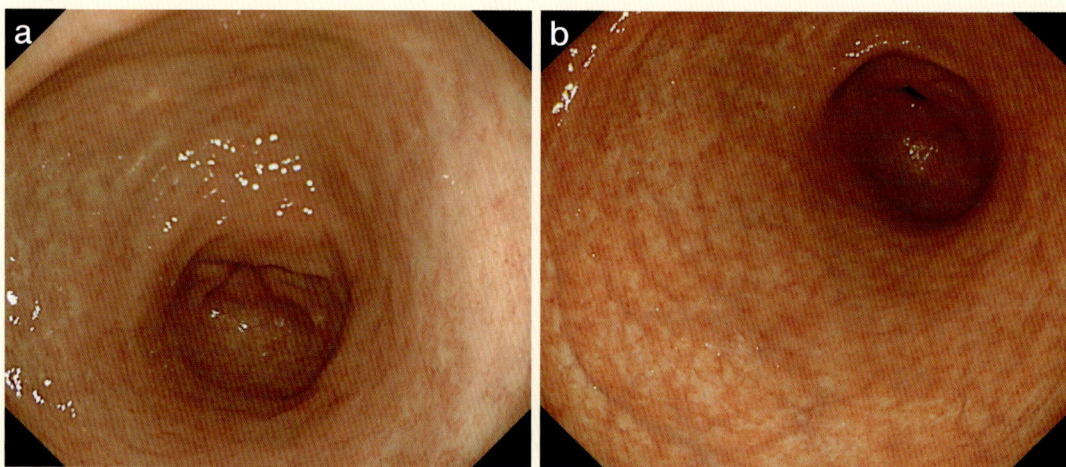

图1 可见明显的萎缩
a:Hp现症感染,伴灰白色调的IM。b:Hp既往感染,伴斑状发红。

(转载自参考文献[7])

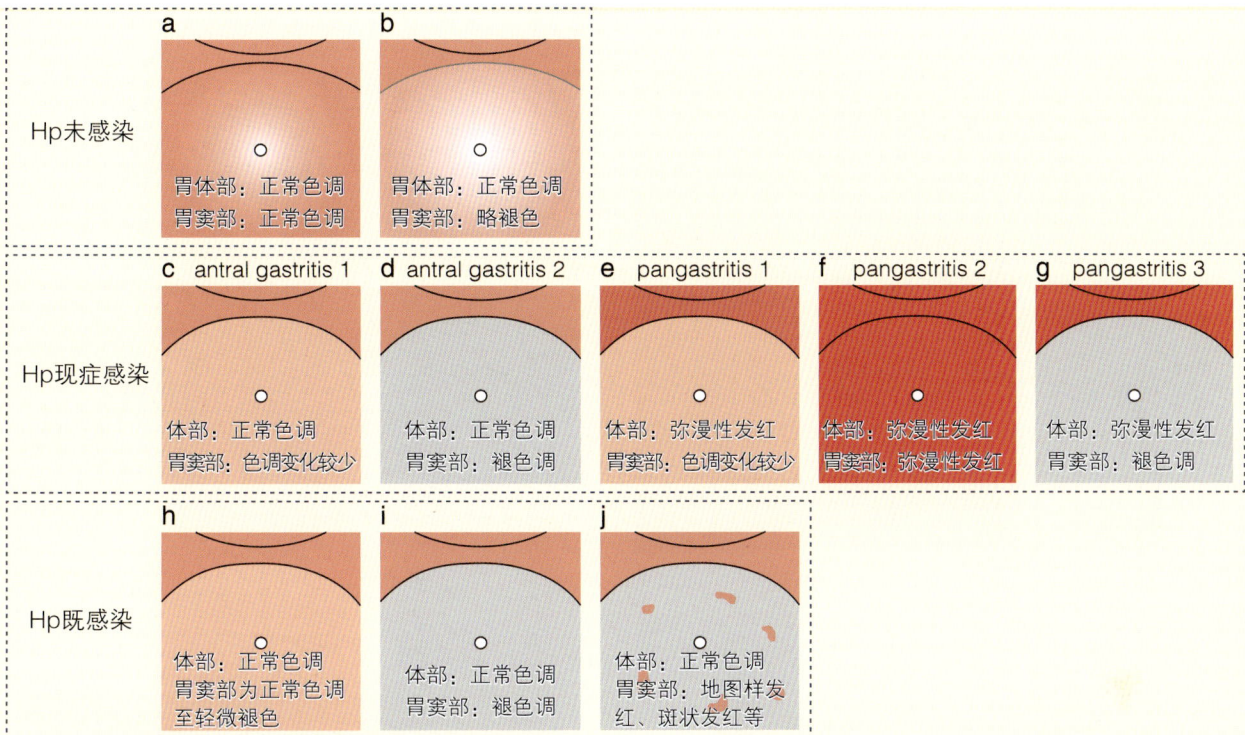

Hp未感染	a	b			
	胃体部：正常色调 胃窦部：正常色调	胃体部：正常色调 胃窦部：略褪色			

Hp现症感染	c antral gastritis 1	d antral gastritis 2	e pangastritis 1	f pangastritis 2	g pangastritis 3
	体部：正常色调 胃窦部：色调变化较少	体部：正常色调 胃窦部：褪色调	体部：弥漫性发红 胃窦部：色调变化较少	体部：弥漫性发红 胃窦部：弥漫性发红	体部：弥漫性发红 胃窦部：褪色调

Hp既感染	h	i	j		
	体部：正常色调 胃窦部为正常色调 至轻微褪色	体部：正常色调 胃窦部：褪色调	体部：正常色调 胃窦部：地图样发 红、斑状发红等		

图2 根据Hp感染情况划分的C0、C1型

（转载自参考文献[7]）

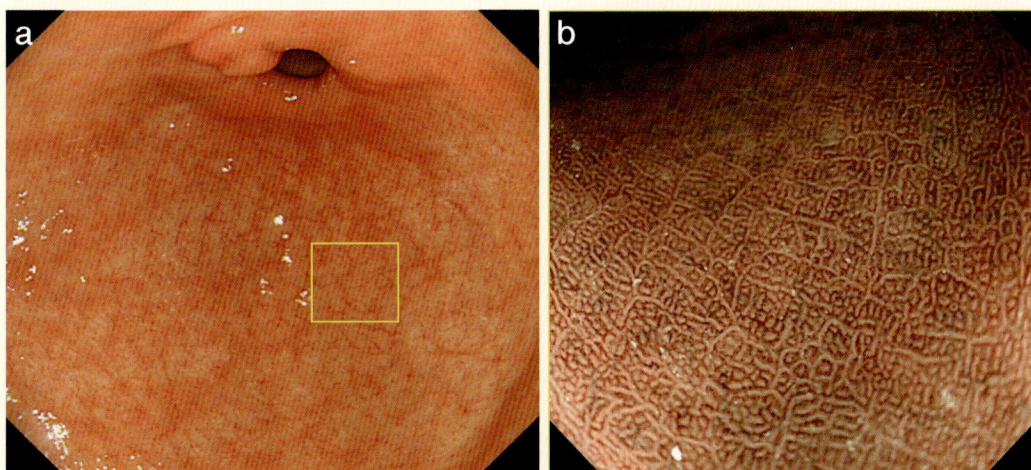

图3 C0：典型的未感染Hp的胃窦部内镜图像

a：通常呈现白色调，血管纹理多表现为编织状或细小树枝状。b：黏膜图案往往呈现规律的管状到田垄状。

（转载自参考文献[6]）

自身免疫性胃炎（autoimmune gastritis，AIG）的胃窦部表现多样，这一点在第3章总论Ⅱ中已论述过。在图7b中，如果大约一半的口侧区域呈现萎缩样改变，从AIG的发展过程来看，尚不清楚胃窦部原本主要是胃底腺，我们所观察到的是其萎缩的进展，还是原本肛侧区域本来就是幽门腺，从而没有发生萎缩，这一点仍有待确定。如图7c所示，有时胃窦部看起来大部分都萎缩了，这种情况有可能是合并了Hp胃炎。但如果原本胃窦部的大部分就是胃底腺，则也有可能是AIG，真实情况尚无定论。

问题8病例B的b–1再次展示

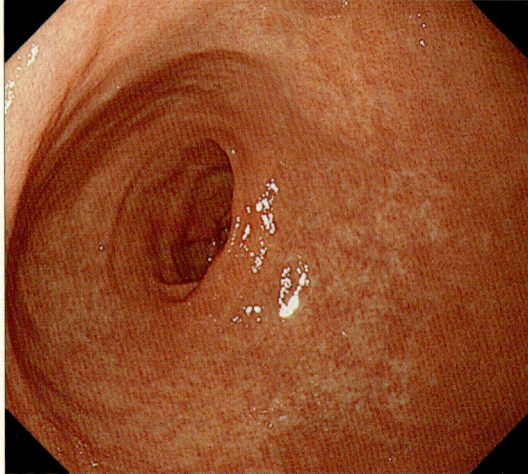

"答案与解析8"中的病例B的b–7褪色部位的活检组织学图像再次展示

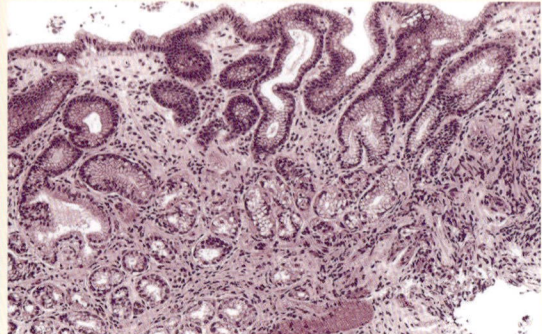

图4　问题8所示Hp既往感染病例的胃窦部

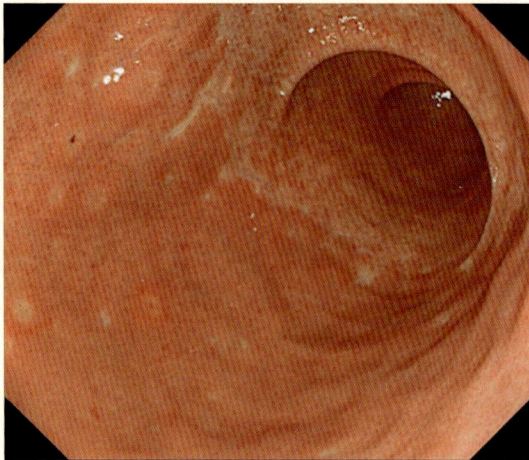

图5　NHPH胃炎腺体边界清晰的病例
（第3章总论Ⅲ "NHPH胃炎" 图Ⅲ–9h的再次展示）

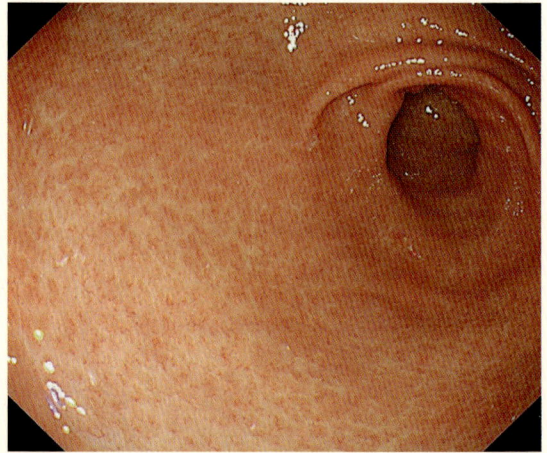

图6　NHPH胃炎中观察到的裂纹样改变
（第3章总论Ⅲ "NHPH胃炎" 图Ⅲ–1的再次展示）

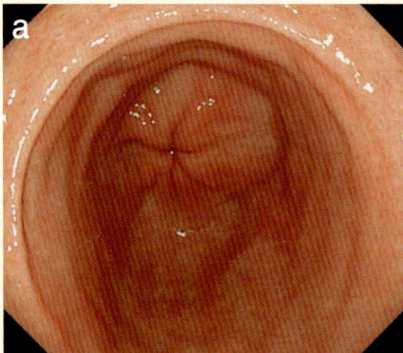

正常色调无萎缩　　　　　口侧萎缩一半左右　　　　　几乎全部萎缩

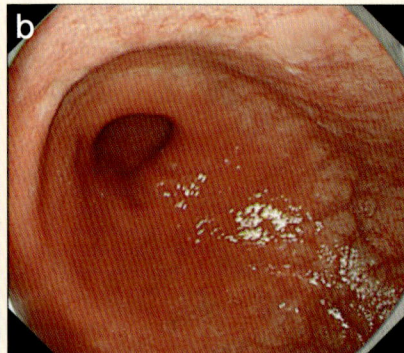

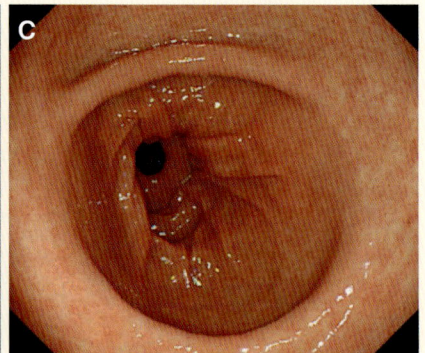

图7　AIG中观察到的萎缩
（第3章总论Ⅱ "自身免疫性胃炎的内镜诊断和组织学图像" 图Ⅱ–7a、b、d的再次展示）

考虑到AIG和NHPH胃炎等新型胃炎的发展趋势，胃窦部的炎症和萎缩的诊断变得越来越重要。我们应该首先以正常的胃窦部表现作为基准，对于与此有偏差的情况，需要仔细评估炎症和萎缩的存在与否。

IV PPI相关性胃病、嗜酸性粒细胞性胃炎

在前面的章节中，我们讨论了以Hp胃炎、AIG和NHPH为主的胃炎诊断。由于本书难以涵盖所有胃炎类型，因此，本章我们将讨论对胃炎诊断影响较大的PPI相关性胃病（PPI-related gastropathy）和相对常见的嗜酸性粒细胞性胃炎。

1. PPI、P-CAB的影像

质子泵抑制剂（proton pump inhibitor，PPI）和钾离子竞争性酸阻滞剂（potassium-competitive acid blocker，P-CAB）已在临床实践中被广泛使用多年。这些药物对胃炎的内镜诊断产生了显著的影响。PPI和P-CAB对胃黏膜的影响主要包括以下几个方面。

铺路石样黏膜 所谓的胃的"铺路石样黏膜"（cobblestone appearance），是指在胃体部较广泛的区域中，可以看到许多类似铺路石一般、正常色调的黏膜下肿瘤样小隆起的现象。在图IV-1的病例中，隆起部分的色调与周围黏膜基本相同，仔细观察可以发现，这些凹凸在皱襞上比皱襞间更加明显。这种表现只出现在胃底腺区域，在胃窦部的幽门腺黏膜中没有观察到，并且在未感染Hp的人群中较为常见，在日本的报告中也提到胃体部萎缩多为轻度[47-48]。其发生机制可能是PPI对壁细胞的直接影响，以及高胃泌素血症带来的

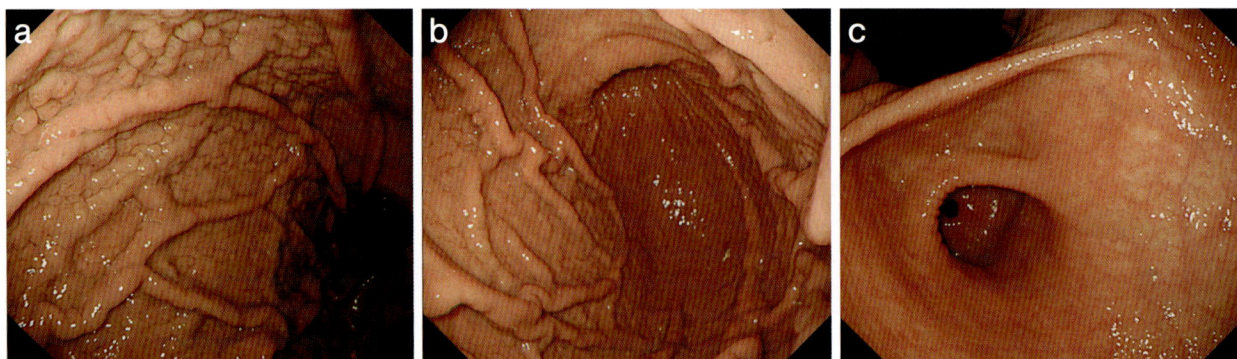

图IV-1　铺路石样黏膜
70多岁，男性。4年前开始持续使用PPI。血清抗Hp IgG抗体＜3IU/L，无Hp除菌治疗史。
a、b：胃体部存在许多不同大小的黏膜下肿瘤样结节。隆起部分与周围黏膜的颜色几乎相同。
凹凸在皱襞上方比皱襞之间更为明显。
c：同一病例的胃窦部：在胃窦部的幽门腺黏膜上没有观察到铺路石样黏膜。

（转载自参考文献[46]）

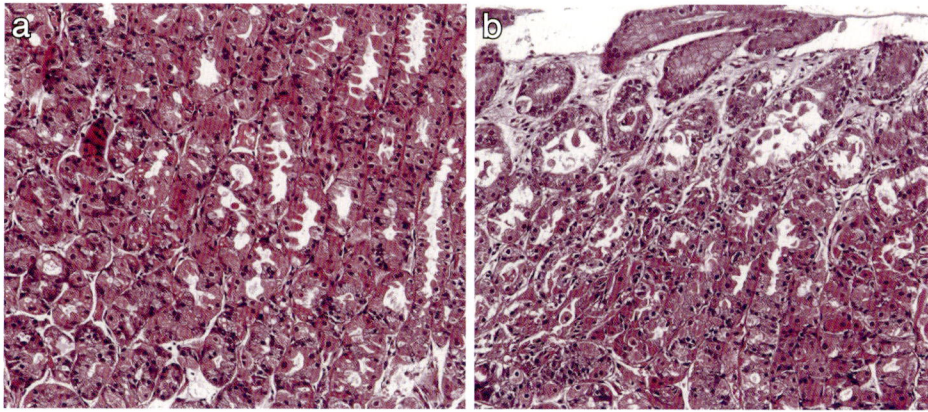

图Ⅳ-2　铺石样黏膜的胃体部位病理所见（从图Ⅳ-1病例的胃体部大弯采集的活检组织的病理所见）

a：壁细胞过度增生，扩张的腺管内部可见PCP（壁细胞突起）。
b：胃黏膜表层可以观察到壁细胞的肿大和变性，腺管腔呈现出囊性扩张。

（转载自参考文献[46]）

间接影响。形成这种铺路石样黏膜凹凸的病理学表现包括壁细胞的肿大和增生、空泡化（parietal cell vacuolation），以及伴随的胃底腺囊性扩张（oxyntic gland dilatation）[49-50]。观察到壁细胞突出到扩张的腺管内的状况被称作壁细胞突出（parietal cell protrusion，PCP）[51]。图Ⅳ-2展示了从图Ⅳ-1所示的胃体部大弯区域采集的活检样本的组织学观察结果。

　　裂纹样黏膜（gastric cracked mucosa）　黏膜呈现出类似裂纹的状态，一般在比铺路石样黏膜的病理表现轻微时出现[48]（图Ⅳ-3）。此外，如总论Ⅲ中所述，这与NHPH胃窦部出现的裂纹现象不同。

　　其他变化　胃底腺息肉的出现与增大（图Ⅳ-4a、b）、多发性白色扁平隆起（图Ⅳ-4c、d）、黑点（图Ⅳ-5）、网状黏液（web-like mucus，图Ⅳ-6）、发红、小凹上皮增生性息肉的出现、白点等。

　　其中，多发性白色扁平隆起是胃底腺小凹上皮的增生所致，在Hp既往感染的病例中也较为常见。黑点现象在Hp既往感染的病例中也可以观察到。另外，白点指的是所谓的白球征28），在AIG中也会观察到（第3章总论Ⅱ的图Ⅱ-5，第89页），因此，并不限于接受PPI/P-CAB治疗的病例。发红通常多见于胃体大弯处的点状或线状发红（图Ⅳ-7）。从病理学角度来看，可以观察到胃底腺的扩张、壁细胞的突出（PCP）、壁细胞的变性、炎症细胞浸润、充血和局部出血等情况[52]。

参考总论Ⅱ
→第89页

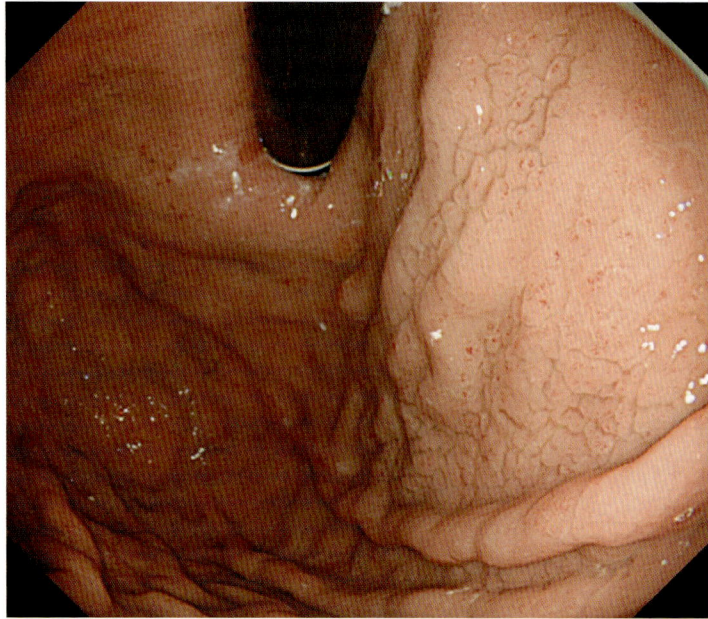

图Ⅳ-3　裂纹样黏膜

70多岁，女性。黏膜呈现裂纹样。血清中Hp IgG抗体水平＜3IU/L，没有Hp除菌治疗史。有超过3年的PPI使用史。

（转载自参考文献[46]）

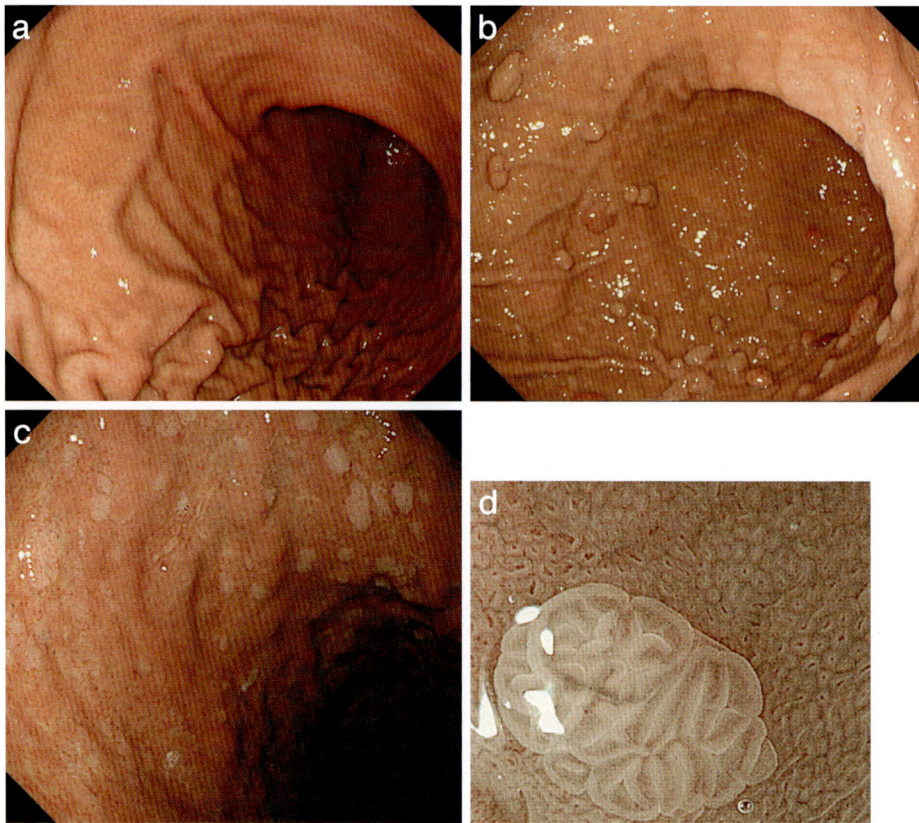

图Ⅳ-4　胃底腺息肉的出现与增大以及多发性白色扁平隆起

a：PPI治疗之前，胃底腺息肉几乎不可见。

b：开始PPI治疗1年后，出现很多胃底腺息肉。

c、d：PPI治疗1年后观察到的白色扁平隆起。

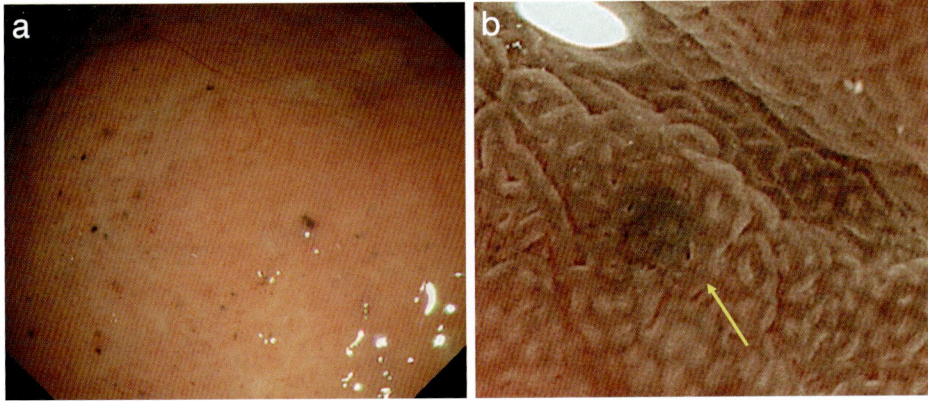

图Ⅳ-5　黑点
PPI给药患者中观察到的黑点。
a：胃体部观察到散在的黑点。
b：NBI放大图像。黑点位于上皮下。

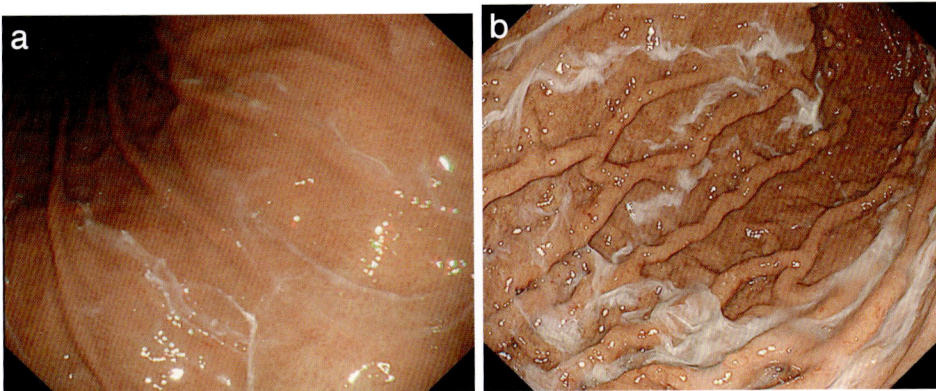

图Ⅳ-6　网状黏液
a：PPI给药患者中观察到的网状黏液。
b：P-CAB给药患者中观察到的网状黏合。

Hp胃炎诊断困难　在接受PPI或P-CAB治疗的情况下，Hp胃炎的诊断会更加困难。图Ⅳ-8展示了1例由于PPI治疗导致Hp现症感染的弥漫性发红消退的情况。如前所述，新发红的出现也并不少见。这意味着，用于鉴别幽门螺杆菌感染状况的内镜诊断依据可能会丧失。当然，各种Hp诊断检查也会受到影响，毫不夸张地说，在PPI和P-CAB使用期间无法进行正确的Hp诊断。我时常感叹近年的PPI和P-CAB治疗也许还存在不妥之处。

2. 嗜酸性粒细胞性胃炎

　　许多类型的胃炎都值得关注，不过此章节中仅介绍嗜酸性粒细胞性胃炎。嗜酸性粒细胞性胃炎属于嗜酸性粒细胞性胃肠炎（eosinophilic gastrointestinal disorders，EGID），这是一种由于消化道内嗜酸性粒细胞异常聚集而引发的嗜酸性粒细胞性炎症，进而导致消化道组织受损和功能障碍的疾病的总称[53]。当炎症局限于胃时，称为嗜酸性粒细胞性胃炎。与之前介绍的胃炎不同，嗜酸性粒细胞的浸润可能涉及消化道的各个层次，根据浸润

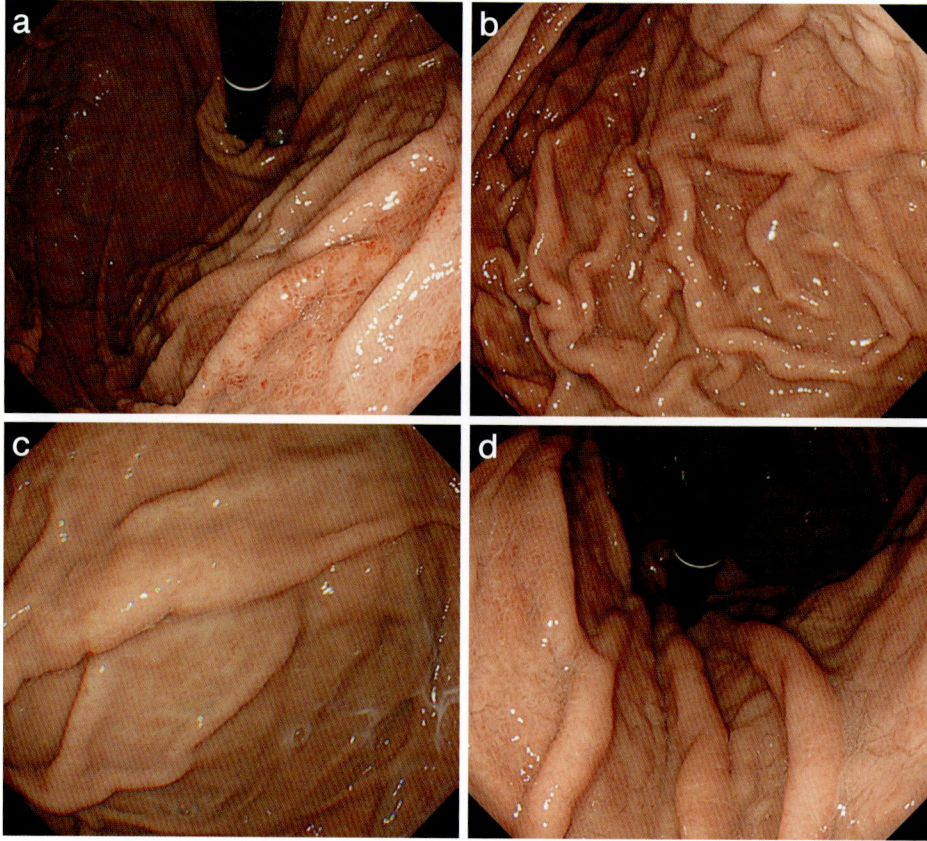

图Ⅳ-7　同时存在铺路石样、网状黏液、发红的病例

PPI治疗3年的病例。

a、b：可见点状发红。

c：可见网状黏膜。

d：可见铺路石样黏膜和少量裂纹样黏膜。

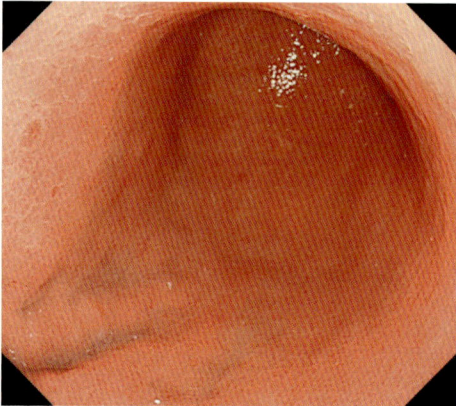

20XX年1月　　　　　　　　　　　　　　20XX年6月PPI给药5个月后

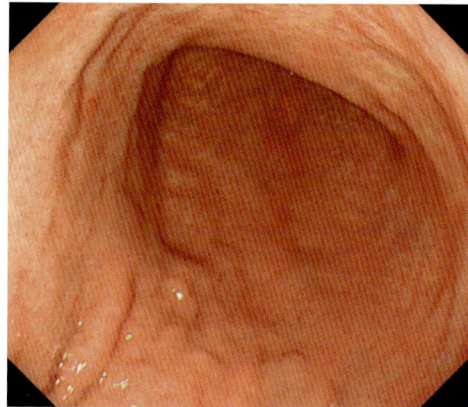

图Ⅳ-8　PPI治疗后Hp现症感染发红消退的病例

患者为男性，60多岁。20XX年1月，因其Hp IgG抗体水平达到45U/mL，且有明显的弥漫性发红，被诊断为Hp现症感染。之后因心脏疾病的治疗需要，开始同时使用抗血小板药物和PPI。20XX年+6个月后有机会再次进行内镜检查。此时弥漫性发红已经消退。患者未曾接受过Hp除菌治疗。

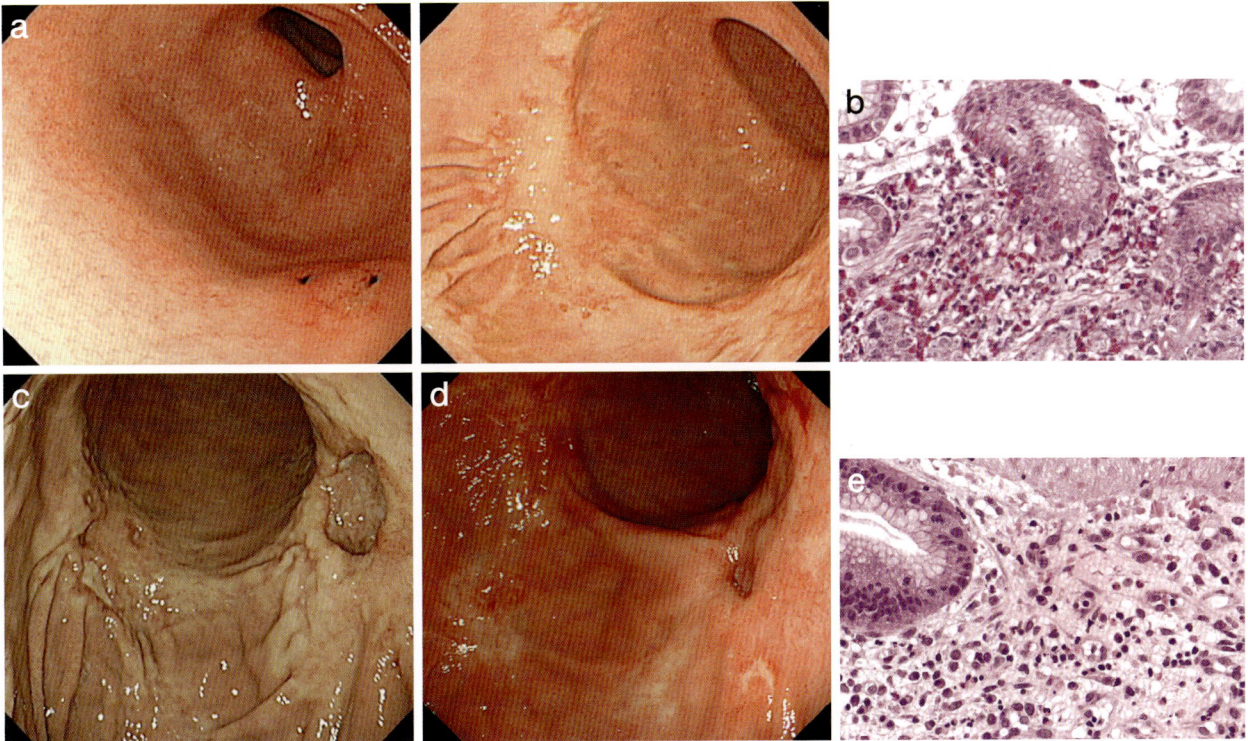

图Ⅳ-9　嗜酸性粒细胞性胃炎的病例

30岁，女性。20多岁时因出血性胃十二指肠病而住院。

a：20XX年，出现轻度胃痛，之前医生进行的内镜检查中发现了胃窦部的糜烂和胃体下部大弯的溃疡瘢痕。

b：活检中发现大量嗜酸性粒细胞浸润（提供的打印资料不清晰）。开始PPI治疗后症状有所减轻。

c：20XX+3年，出现呕吐和消化道出血的症状，并因严重贫血而接受了内镜检查。检查结果显示，胃体下部后壁出现了较大的溃疡，胃体下部大弯处的溃疡恶化。随后开始PPI和泼尼松治疗，症状缓解。

d：20XX年+4年后的内镜检查中，观察到溃疡有好转的趋势。活检组织学图像（e）中，仍然可以观察到较多的嗜酸性粒细胞浸润。

的主要部位，可以分为黏膜为主型、肌层为主型、浆膜为主型和全层型，不同类型在临床症状和内镜下的表现也会有所不同[54]。

　　确诊需要依赖于活检组织检查的病理学诊断，其中必须观察到以嗜酸性粒细胞为主的炎症细胞浸润，并且每高倍视野中嗜酸性粒细胞的数量达到20个，同时还需要排除其他可能的炎症性疾病[53]。嗜酸性粒细胞性胃炎的内镜表现多种多样，具有非特异性。从轻微的黏膜水肿、发红、糜烂、皱襞肿大，到溃疡、管腔不规则、狭窄、出血等不同的表现都可能存在[54]。图Ⅳ-9展示的病例有长期病史，在病程中因大溃疡出血而发病。

参考文献

[1] 八木一芳，名和田義高，寺井崇二：色調逆転現象と除菌後発見胃癌（解説）．消化器内視鏡 30：83—84，2018.

[2] 中村厚夫，八木一芳，関根厚雄：Hp 除菌に伴う内視鏡所見の変化とその臨床病理—拡大内視鏡像と組織像から検討した H. pylori（HP）除菌による腺窩上皮変化の検討．Gastroenterol Endosc 53（Suppl）：682，2011.

[3] 桑島拓史，杉森　慎，金田義弘，他：H.pylori 非感染胃における黏液付着に関する検討．Gastroenterol Endosc 61（Suppl 2）：2160，2019.

[4] Uedo N, Ishihara R, Iishi H, et al：A new method of diagnosing gastric intestinal metaplasia：narrow—band imaging with magnifying endoscopy. Endoscopy 38（8）：819—824, 2006.

[5] Nagata N, Shimbo T, Akiyama J, et al：Predictability of gastric intestinal metaplasia by mottled patchy erythema seen on endoscopy. Gastroenterol Research 4（5）：203—209, 2011.

[6] 鈴木志保，村山琼明，中村正彦，他：当院で経験した non—Helicobacter pylori Helicobacter 感染胃炎 4 例の検討．日本ヘリコバクター学会誌 20（2）：77—83，2019.

[7] 寺尾秀一，鈴木志保：既感染診断としての萎縮—H. pylori 未感染の幽門腺黏膜と除菌後の C1 および C2 の鑑別について．臨床消化器内科 37：1373—1380，2022.

[8] 寺尾秀一：萎縮．春間　賢（監）：胃炎の京都分類，第 3 版．日本メディカルセンター，p57，2023.

[9] 寺尾秀一，山城研三，田村　勇：胃疾患アトラス—胃敷石状黏膜．消化器内視鏡 28（8）：1336—1337，2016.

[10] 柴垣広太郎，三代　剛，福山知香，他：【胃上皮性腫瘍—組織分類・内視鏡診断の新展開】腺窩上皮型腫瘍の新展開—腺窩上皮型胃腫瘍の内視鏡診断．胃と腸 56：1287—1298，2021.

[11] 辻　陽介，牛久哲男，藤城光弘：Epstein—Barr ウイルス関連胃癌について—確実な診断と適切な治療．日本消化器内視鏡学会雑誌 65（5）：435—441，2023.

[12] 吉村大輔，吉村理江，加藤誠也，他：【消化管腫瘍の内視鏡診断 2020】胃腫瘍性病変の内視鏡診断—上皮性悪性腫瘍の診断（H. pylori 未感染胃癌）（解説）．胃と腸 55（5）：572—583，2020.

[13] 日本ヘリコバクター学会：血清抗体法を用いたヘリコバクター・ピロリ（ピロリ菌）感染診断に関する注意喚起（2022 年版）．2022.12.08.

[14] Furuta T, Baba S, Yamade M, et al：High incidence of autoimmune gastritis in patients misdiagnosed with two or more failures of H. pylori eradication. Aliment Pharmacol Ther 48：370—377, 2018.

[15] 春間　賢（監）：胃炎の京都分類，第 3 版．日本メディカルセンター，p20，2023.

[16] 鎌田智有，加藤元嗣：1. 総論．春間　賢（監）：胃炎の京都分類—胃炎の京都分類 Q and A．日本メディカルセンター，2017.

[17] 寺尾秀一，鈴木志保，北代　隼，他：胃炎の京都分類"マスターラーニング"（第 1 回）—（No1）びまん性発赤，点状発赤と両者の鑑別点．Helicobacter Research 23（2）：95—97，2019.

[18] 寺尾秀一，當銘成友，久禮　泉，他：D 群のほとんどは「高度萎縮と I. M. のために H. pylori が駆逐された」群ではない．日本ヘリコバクター学会誌 14：5—14，2013.

[19] Strickland RG, Mackay IR：A reappraisal of the nature and significance of chronic atrophic gastritis. Am J Dig Dis 18：426—440, 1973.

[20] 寺尾秀一，鈴木志保，西澤昭彦：自己免疫性胃炎 up to date—自己免疫性胃炎　疫学：新しい知見にもとづく病期を意識した臨床診断（総説）．日消誌 119：502—510，2022.

[21] Kishino M, Yao K, Hashimoto H, et al：A case of early autoimmune gastritis with characteristic endoscopic findings. Clin J Gastroenterol 14：718—724, 2021.

[22] Ayaki M, Aoki R, Matsunaga T, et al：Endoscopic and Upper Gastrointestinal Barium X—ray Radiography Images of Early—stage Autoimmune Gastritis：A Report of Two Cases. Intern Med 60：

1691—1696, 2021.

[23] Kotera T, Yamanishi M, Kushima R, et al：Early autoimmune gastritis presenting with a normal endoscopic appearance. Clin J Gastroenterol 15（3）：547—552, 2022.

[24] Terao S, Suzuki S, Yaita H, et al：Multicenter study of autoimmune gastritis in Japan：Clinical and endoscopic characteristics. Dig Endosc 32：364—372, 2020.

[25] 寺尾秀一，鈴木志保，今井幸弘：自己免疫性胃炎の内視鏡診断の新展開（初期像を含めて）―残存胃底腺は AIG の進展様式と病期を示す主要内視鏡所見である．Gastroenterol Endosc 64（Suppl 2）：2006，2022.

[26] 寺尾秀一：固着黏液．春間　賢（監）：胃炎の京都分類，第 3 版．日本メディカルセンター，2023.

[27] Kotera T, Oe K, Kushima R, et al：Multiple Pseudopolyps Presenting as Reddish Nodules Are a Characteristic Endoscopic Finding in Patients with Early—stage Autoimmune Gastritis. Intern Med 59：2995—3000, 2020.

[28] Yoshida N, Doyama H, Nakanishi H, et al：White globe appearance is a novel specific endoscopic marker for gastric cancer：a prospective study. Dig Endosc 28：59—66, 2016.

[29] Greenson JK, Lauwers GY, Montgomery EA, et al（eds）：Diagnostic Pathology—Gastrointestinal 3rd ed, Elsevier, pp140—143, 2019.

[30] 九嶋亮治：自己免疫性胃炎．九嶋・八尾・牛久（編）：非腫瘍性疾患病理アトラス　消化管．文光堂，pp86—94，2023.

[31] 鎌田智有，渡辺英伸，古田隆久，他：自己免疫性胃炎の診断基準に関する附置研究会からの新提案．Gastroenterol Endosc 65：173—182，2023.

[32] 寺尾秀一，鈴木志保，渡辺英伸：A 型胃炎の臨床的・病理学的・内視鏡的特徴と B 型胃炎との鑑別．臨床消化器内科 34（13）：1585—1594，2019.

[33] 寺尾秀一，北代　隼，織田大介，他：胃がんリスク層別化検診における A 型胃炎．胃と腸 54（7）：1042—1045，2019.

[34] 丸山保彦，吉井重人，景岡正信，他：胃拡大内視鏡が変えた clinical practice―A 型胃炎．胃と腸 53：1516—1521，2018.

[35] Morgner A, Lehn N, Andersen LP, et al：Helicobacter heilmannii—associated primary gastric low—grade MALT lymphoma：complete remission after curing the infection. Gastroenterology 118（5）：821—828, 2000.

[36] Stolte M, Wellens E, Bethke B, et al：Helicobacter heilmannii（formerly Gastrospirillum hominis）gastritis：an infection transmitted by animals? Scand J Gastroenterol 29（12）：1061—1064, 1994.

[37] 中村正彦，間部克裕，Overby A，他：ハイルマニイ胃炎．GI Res 24：276—283，2016.

[38] Tsukadaira T, Hayashi S, Ota H, et al：Prevalence, clinical features, and esophagogastroduodenoscopy （EGD）findings of non—Helicobacter pylori Helicobacter infection：A study of 50 cases at a single facility in Japan. Helicobacter 26（4）：e12811, 2021.

[39] Rimbara E, Suzuki M, Matsui H, et al：Complete genome sequence of Helicobacter suis strain SNTW101c, originally isolated from a patient with nodular gastritis. Microbiol Resour Announc 9：e01340—19, 2020.

[40] Matsui H, Rimbara E, Suzuki M, et al：Development of serological assays to identify Helicobacter suis and H. pylori infections. iScience 26（4）：106522, 2023.

[41] Goji S, Tamura Y, Sasaki M, et al：Helicobacter suis—Infected Nodular Gastritis and a Review of Diagnostic Sensitivity for Helicobacter heilmannii—Like Organisms. Case Rep Gastroenterol 9（2）：179—187, 2015.

[42] Shiratori S, Mabe K, Yoshii S, et al：Two Cases of Chronic Gastritis with non—Helicobacter pylori Helicobacter Infection. Intern Med 55（14）：1865—1869, 2016.

[43] 塚平俊久，小林奈津子，吾川弘之，他：NHPH 感染胃炎の X 線・内視鏡所見の特徴．胃と腸 58（1）：43—51，2023.

[44] 池上幸治，蔵原晃一，大城由美，他：Non—H. pylori Helicobacter 胃炎と周辺疾患―NHPH 胃炎の 2 例．胃と腸 58（1）：71—77，2023.

[45] 太田浩良，堀内一樹，根岸達哉，他 ：NHPH の病理組織学的所見（解説）．胃と腸 58（1）：27—35，2023.

[46] 寺尾秀一，鈴木志保，今井幸弘 ：胃疾患アトラス　改訂版―薬剤関連性胃黏膜病変 ；PPI 関連胃敷石状黏膜．消化器内視鏡 34（増刊）：264—266，2022.

[47] Takahari K, Haruma K, Ohtani H, et al ：Proton pump inhibitor induction of gastric cobblestone—like lesions in the stomach. Intern Med 56 ：2699—2703, 2017.

[48] Miyamoto S, Kato M, Tsuda M, et al ：Gastric mucosal cracked and cobblestone—like changes resulting from proton pump inhibitor use. Dig Endosc 29 ：307—313, 2017.

[49] Parfitt JR, Driman DK ：Pathological effects of drugs on the gastrointestinal tract ：a review. Hum Pathol 38 ：527—536, 2007.

[50] Masaoka T, Suzuki H, Hibi T ：Gastric epithelial cell modality and proton pump inhibitor. J Clin Biochem Nutr 42 ：191—196, 2008.

[51] Stolte M, Bethke B, Ruhl G, et al ：Omeprazole—induced pseudohypertrophy of gastric parietal cells. Z Gastroenterol 30 ：134—138, 1992.

[52] Kubo K, Kimura N, Watanabe R, et al ：Vonoprazan—Associated Gastric Mucosal Redness in Non—Helicobacter pylori—Infected and Helicobacter pylori—Eradicated Stomach. Case Rep Gastroenterol 15 ：751—758, 2021.

[53] 厚生労働省好酸球性消化管疾患研究班（編）：幼児・成人好酸球性消化管疾患診療ガイドライン．2020 年 6 月 25 日（案）．

[54] Kinoshita Y, Furuta K, Ishimaura N, et al ：Clinical characteristics of Japanese patients with eosinophilic esophagitis and eosinophilic gastroenteritis. J Gastroenterol 48（3）：333—339, 2013.

[55] 福家久之，板橋正幸，市川英幸，他 ：胃炎の分類―胃炎研究会改正試案．Therapeutic Research 16 ：3393—3397，1995.

[56] 郡　大裕，加藤卓次，伊藤重二，他 ：人胃黏膜上の Helicobacter pylori の分布の内視鏡診断（原著論文／英語）．京都府立医科大学雑誌 100（2）：219—225，1991.

[57] Dixon MF, Genta RM, Yardley JH, et al ：Classification and grading of gastritis. The updated Sydney System. International Workshop on the Histopathology of Gastritis, Houston 1994. Am J Surg Pathol 20（10）：1161—1181, 1996.

[58] 井田和徳，松本尚之，内山和彦，他 ：Helicobacter pylori 除菌前後における胃黏膜の内視鏡像の変化 ；短期経過例．胃と腸 33（8）：1115—1121，1998.

[59] Kato T, Yagi N, Kamada T, et al ：Study Group for Establishing Endoscopic Diagnosis of Chronic Gastritis. Diagnosis of Helicobacter pylori infection in gastric mucosa by endoscopic features ：a multicenter prospective study. Dig Endosc 25（5）：508—518, 2013.

[60] Nomura S, Terao S, Adachi K, et al ：Endoscopic diagnosis of gastric mucosal activity and inflammation. Dig Endosc 25 ：136—146, 2013.

[61] Kato M, Terao S, Adachi K, et al ：Changes in endoscopic findings of gastritis after cure of H. pylori infection ：multicenter prospective trial. Dig Endosc 25 ：264—273, 2013.

[62] Nomura S, Kazunori I, Terao S, et al ：Endoscopic diagnosis of gastric mucosal atrophy ：multicenter prospective study. Dig Endosc 26 ：709—719, 2014.

[63] Fukuta N, Ida K, Kato T, et al ：Study Group for Investigating Endoscopic Diagnosis of Gastric Intestinal Metaplasia. Endoscopic diagnosis of gastric intestinal metaplasia ：a prospective multicenter study. Dig Endosc 25（5）：526—534, 2013.

[64] 鈴木志保，田村　勇，寺尾秀一 ：新たな内視鏡的胃炎分類「Up dated 京都分類」をめざして―Hp 感染胃炎と A 型胃炎に基づく新しい慢性胃炎分類の提案．Gastroenterol Endosc 55（Suppl 1）：1002，2013.

[65] 森田志保，平野仁崇，田村　勇，他 ：通常内視鏡観察による H. pylori 陽性胃炎の除菌後の変化．消化器内科 51（3）：203—212，2010.

[66] 寺尾秀一，西澤昭彦，田村　勇，他 ：H. pylori 除菌後 10 年以上観察例における H. pylori 胃炎除菌後内視鏡像の検討および除菌直後と 10 年以上経過時点での NBI 拡大像の比較．消化器内科 57 ：

111—118，2013.

[67] Kimura K ：Chronological transition of the fundic—pyloric border determined by stepwise biopsy of the lesser and greater curvature of the stomach. Gastroenterology 63 ：584—592, 1972.

[68] Torbenson M, Abraham SC, Boitnott J, et al ：Autoimmune gastritis ：distinct histological and immunohistochemical findings before complete loss of oxyntic glands. Mod Pathol 15 ：102—109, 2002.

[69] Notsu T, Adachi K, Mishiro T, et al ：Prevalence of autoimmune gastritis in individuals undergoing medical checkups in Japan. Intern Med 58 ：1817—1823, 2019.

[70] 青木利佳，安田　貢，春藤譲治，他 ：内視鏡検診における A 型胃炎．胃と腸 54 ：1046—1052, 2019.

[71] 八尾建史 ：胃拡大内視鏡．日本メディカルセンター，2009.

[72] 八木一芳，味岡洋一 ：胃の拡大内視鏡診断．第 2 版，医学書院，2014.

[73] Terao S, Suzuki S, Kushima R ：Histopathologic diagnosis of ultra—early autoimmune gastritis ：A case report. Clin Case Rep 11 （6）：e7458, 2023.

后记

请原谅我提及一些私人情况。我的母亲在32岁时因胃癌离世，而我的父亲虽然活到了60多岁，但最终因丙型肝炎病毒（HCV）导致的肝细胞癌去世。这两种癌症都曾长期活跃在消化系统领域。我们这一代人震惊地发现，这些疾病的根源是细菌和病毒感染。我亲眼见证了人们如何克服幽门螺杆菌和丙型肝炎病毒。在这两种传染病中，胃癌是大多数内镜医生的主战场，他们一直在努力通过肉眼识别幽门螺杆菌。

如今，虽然这两种传染病及其引发的癌症问题尚未完全解决，但至少在日本，它们正在退出主要舞台。

那么，接下来又会出现什么样的问题呢？它可能是本书中已经探讨过的话题，也可能是一些我们尚未知晓的挑战。但是，不论时代如何变化，思考病变形成机制并探究病因的内镜诊断技术是不会随时间改变的。

2023年秋　作者

【作者简历】

寺尾秀一（Terao Shuichi）

现任职位：加古川中央市民医院消化器内科特任部长

简历：1981年3月　毕业于京都府立医科大学

　　　1983年5月　吉祥院医院内科

　　　1987年6月　东京女子医科大学消化病中心内科

　　　1988年6月　吉祥院医院内科

　　　1996年6月　安井医院内科·消化内科

　　　2004年5月　京都民医连中央医院内科

　　　2008年9月　神钢加古川医院消化内科部长

　　　2011年4月　加古川东市民医院诊疗部长

　　　2013年4月　加古川西市民医院副院长

　　　2016年7月　加古川中央市民医院副院长

主要所属学会和专业医师资格等：

　　　日本内科学会（认证内科医生）、日本消化器病学会（认证指导医生）、日本消化内视镜学会（认证指导医生）、日本消化管学会（胃肠科专业医生）、日本幽门螺杆菌研究学会（功勋会员）

获奖经历：

　　　2012年　日本幽门螺杆菌学会上原幽门螺杆菌最优秀奖

　　　2017年　美国消化疾病周卓越壁报奖

　　　2020年　日本消化器内视镜学会奖

【病理审核专家简历】

九嶋亮治（Kuma Ryoji）

现任职位：滋贺医科大学医学部病理学讲座、人体病理部门教授临床检查医学讲座教授，附属医院检查部部长与病理部部长

简历：1986年3月　滋贺医科大学医学部毕业

　　　1993年4月　滋贺医科大学医学部病理学第一讲座助手

　　　1995年3月　杜塞尔多夫大学病理学研究所（洪堡基金会资助学生）

　　　1998年4月　滋贺县济生会医院病理科主任医师

　　　2000年2月　滋贺医科大学医学部附属医院病理科副教授

　　　2009年3月　国立癌症研究中心中央医院病理与临床检验科主任、副主任

　　　2014年4月　滋贺医科大学医学部教授

主要所属学会及职务：

　　　日本病理学会

　　　日本胃癌学会（理事、胃癌处理规约委员会主任）、国际胃癌学会（理事）

　　　GastricCancer（AssociateEditor）、《胃与肠》（编委）

获奖经历：

　　　2000年　美国DDW、欧洲UEGW卓越壁报奖

　　　2007年　日本幽门螺杆菌学会：上原H. pylori优秀奖

　　　2015年　村上纪念《胃与肠》奖

　　　2022年　美国DDW卓越壁报奖